汉竹·亲亲乐读系列

新生儿护理
＋
母乳喂养
全知道

汉竹　编著

汉竹图书微博
http://weibo.com/hanzhutushu

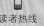

读者热线
400-010-8811

江苏凤凰科学技术出版社 | 凤凰汉竹
全国百佳图书出版单位

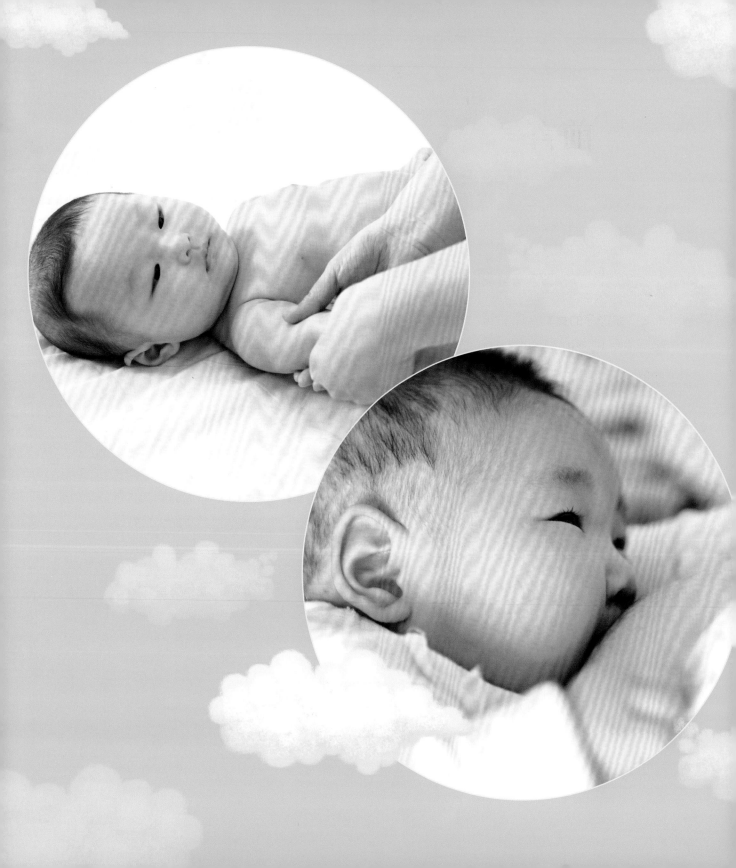

前言

　　生完孩子的女人由不谙世事的小姑娘，成为一个小生命的妈妈，这个过程中，你由柔弱变得坚强而伟大。当听到宝宝第一声啼哭，你的眼泪不由自主地流下来，那是幸福的泪水，是发自内心的母爱。你的内心有一种强烈的欲望：我要保护他（她），给他我的所有。

　　但是，你却不知道怎样去爱他，不知道怎样抱他，不知道怎样给他喂奶、怎样给他换尿布、怎样给他洗澡。他生病哭泣时，你会比谁都心疼、着急，恨不得生病的是自己……所有的妈妈都是伟大的。

　　育儿不是一件简单的事，但是也没有你想象得那么难。翻开这本书，你会发现，很多问题都有了明确的答案。宝宝的吃喝拉撒睡，衣食住洗玩，这本书无不一一阐述，全方位解读新生儿喂养、护理方面的知识，针对千万个新手爸妈关心的话题，本书进行了专业的解读，给出了详细的护理方法，手把手地教你照顾好自己的宝宝，并贴心提示每个细节，让爸爸妈妈做无忧父母，让宝宝健康快乐成长。

新生儿专用小词典

喂养

初乳

初乳是指产后 7 天内所分泌的乳汁。初乳一般颜色偏黄，而且不够浓稠，但是营养丰富，含有免疫球蛋白和抗体，正是初来人世的宝宝所需要的最佳食物，它能保护宝宝免受细菌和病毒的侵袭。

奶瓶

从材质上来说，奶瓶分为玻璃奶瓶和塑料奶瓶。有容量大小之分，建议新妈妈给宝宝买一大一小两个奶瓶。奶瓶消毒主要有 3 种方法：高温蒸汽消毒、微波炉消毒、紫外线消毒。

奶瓶刷

奶瓶刷是清洗奶瓶的必备工具。一般准备一大一小两个即可。需要注意的是奶瓶刷在使用完毕后要严格进行消毒。市面上见到的奶瓶刷分为 3 种：旋转锦纶奶瓶刷、旋转海绵刷、清洁刷。

安抚奶嘴

是否该给宝宝使用安抚奶嘴，这一直是个有争议的话题。用安抚奶嘴可以平息宝宝的烦躁，让宝宝平静，只要使用得当，还可能会促进母乳喂养，不影响牙齿发育。

消毒锅

奶瓶使用后虽然经过清洗，多多少少还会残留奶渍，而这些奶渍如果不经过处理会产生细菌，再次使用会对宝宝的肠道产生不良影响，甚至造成腹泻。使用奶瓶消毒锅可以很方便地解决上述问题。

温奶器

温奶器又称暖奶器或热奶器，主要用途是加热从冰箱里拿出来的储存母乳或者是给宝宝将要喝或者未喝完的奶保温。配有小碗、小盖的温奶器，可隔水加热宝宝的米糊、果汁等食物，适合 6 个月以上的宝宝。

吸奶器

当妈妈的乳汁充足时，用手挤奶挤不尽时，可以选择吸奶器吸出多余的乳汁。市面上的吸奶器有手动和电动之分。手动比较费时费力，价格相对实惠。电动比较省时省力，但是价格较贵。

储奶袋

储奶袋，又名母乳保鲜袋，是一种食品包装用的塑料产品，主要用于储存母乳。乳汁较多的妈妈或者上班族妈妈可以在母乳充足时将乳汁挤出，装在储奶袋中进行冷藏或冷冻，以备不时之需。

防溢乳垫

防溢乳垫，顾名思义，是防止乳汁溢出的棉垫，是哺乳期间为控制溢乳必不可少的用品，它内侧选用超强吸收的高分子材质，能吸收大量的溢乳并将溢乳固定在内部，外侧是透气防水层，能保持文胸干爽。

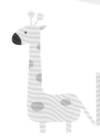

胎脂

▶ 刚生下来的新生儿皮肤上有一层白色的油腻的东西，医学上称为"胎脂"。这一层厚厚的胎脂一般在出生后一两天内会自行吸收，能起到保护皮肤的作用，所以不必刻意擦掉。

胎记

▶ 新生儿的腰骶部、臀部及背部等处可见大小不等、形态不规则、不高出表皮的青灰色"胎记"，这是由于特殊的色素细胞沉积形成的。大多在 4 岁时就会慢慢消失，有时会稍迟，此现象为东方人所特有。

内八脚和罗圈腿

▶ 内八脚和罗圈腿是由于子宫内空间有限，胎儿是以双腿交叉蜷曲，臀部和膝盖拉伸的姿势成长的，因此他的腿、脚向内弯曲。出生后，随着宝宝的运动量增加，宝宝的身体和脚就会慢慢变直。

脱皮

▶ 在给新生儿洗澡或换衣服的时候，常会发现有薄而软的白色小片皮屑脱落，特别多见于手指及脚趾部位，其实这是正常现象。新妈妈只要注意对新生儿皮肤的清洁护理，不需要太久，这种现象就会消失。

马牙

▶ 有的妈妈会发现，宝宝在出生后4~6 周时，齿龈边缘出现一些黄白色的小点，很像是长出来的牙齿，俗称"马牙"或"板牙"，在出生后数周至数月自行消失，不可胡乱用针去挑或用毛巾去擦，以免引起感染。

螳螂嘴

▶ 新生儿口腔两边颊黏膜处鼓起如药丸大小的东西，这被称为"螳螂嘴"，它是颊黏膜下的脂肪垫。这层脂肪垫是正常新生儿所具有的，属于新生儿的正常生理现象。

斜视

▶ 顺产出生的宝宝，由于在产道中受过挤压，所以眼睑会有些水肿，一般 3 天后就会消失。新生儿早期眼球尚未固定，看起来有点像"斗鸡眼"，而且眼部的肌肉调节不良，常有短暂性斜视，都属于正常生理现象。

假月经

▶ 一些女宝宝出生后 1 周内，可出现大阴唇轻度肿胀，或阴道流出少量黏液及血性分泌物的现象，称之为"假月经"，这是宝宝体内的雌激素大幅下降造成的，一般两三日内即消失，不必做任何处理。

胎便

▶ 胎便是婴儿在母体内就已经形成的粪便。怀孕 20 周以上，在胎儿肠道中便存有胎便，胎便是新生儿最早的肠道分泌产物，正常新生儿大多于 12 小时内开始排便，胎便总量为 100~200 克。

护理

纸尿裤

◈ 新生儿一般使用 NB 号的纸尿裤，在挑选纸尿裤时一定要注意去正规场所购买，选择知名品牌的纸尿裤。新生儿由于膀胱未发育完全，不能将小便在体内存留很久，所以纸尿裤更换次数会多些。

尿布

◈ 尿布大都是棉布材质，质地柔软，不仅不会因为摩擦而使宝宝的小屁屁受伤，而且环保又省钱。缺点是宝宝尿尿后无法保持表面的干爽，必须及时更换。另外，市面上还有纸尿布出售，是一次性免洗尿布，非常方便。

婴儿床

◈ 婴儿床款式多种多样，功能和价格也是相差很大，选择时要注意安全和实用相结合的原则。选购时一定要选择有护栏、床板结实、床垫舒适、油漆安全合格的产品。

隔尿垫

◈ 隔尿垫的主要作用是隔离尿液，以保证下面的裤子或床垫不被尿液浸湿，隔尿垫湿了最好立即更换，以保证宝宝的屁股干爽。

围嘴

◈ 宝宝围在胸部的布，常系于脖子周围以保持衣服的干净。围嘴是伴随宝宝长大必不可少的用品，选购时一定要选择纯棉的，避免刺激宝宝娇嫩的皮肤。

爽身粉

◈ 爽身粉除了能吸收汗液，滑爽皮肤外，还可减少痱子发生。夏季沐浴后或理发后，扑散在身上或头部，能给宝宝以舒适芳香的感觉。

婴儿油

◈ 婴儿油为无色或浅色油状液体，性质温和，刺激性小，具有滋润皮肤、溶解油性污垢的作用，主要用于宝宝清洁皮肤之时，使用时用棉花蘸油轻擦。

抚触

◈ 给宝宝进行系统的抚触，有利于宝宝的生长发育，增强免疫力，增进食物的消化和吸收，减少宝宝哭闹，增加睡眠；同时抚触可以增强宝宝与父母的交流，帮助宝宝获得安全感，发展对父母的信任。

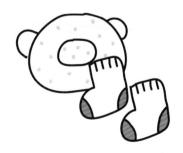

吐奶

▶ 吐奶是婴儿常见的现象，指胃中食物被强而有力地排空，而且量比较多。抱着喂奶可改善此情况。必须卧位哺乳时，采用头高脚低位，喂奶后一定要让宝宝打个嗝。可以抱起宝宝，竖着靠在妈妈肩上，用手窝轻轻拍宝宝的后背。

秋季腹泻

▶ 为一种急性消化道传染病，病原体主要通过消化道传播，多发生在婴幼儿时期，发病高峰在秋季，故名婴儿秋季腹泻。提倡母乳喂养，以降低婴幼儿患病的可能性，并时刻注意观察宝宝的情况，如有异常情况，尽早就医，不要拖延。

便秘

▶ 婴儿便秘是一种常见病症，指大便干燥，隔时较久，有时排便困难。消化不良是婴儿便秘的常见原因之一，一般通过饮食调理就可以改善。便秘在混合喂养和人工喂养的宝宝身上多见，可以在宝宝两顿奶之间喂点水。

夜啼

▶ 婴儿白天能安静入睡，入夜则啼哭不安，时哭时止，或每夜定时啼哭，甚则通宵达旦，称为"夜啼"。多见于新生儿及 6 个月内的小婴儿。此时如果给宝宝喂奶、安抚、更换潮湿尿布，或者调整衣被厚薄后，啼哭可很快停止，不属病态。

打嗝

▶ 新生儿打嗝是因为横膈膜还未完全发育好，是很常见的生理现象。一般情况下在很短的时间后会停止打嗝，这对宝宝是无害的，长大一些后就会自然缓解。可以在宝宝吃完奶后给宝宝拍拍嗝，或者给宝宝适当喝点热水。

黄疸

▶ 新生儿黄疸是指新生儿时期，由于胆红素代谢异常，引起血中胆红素水平升高，而出现于皮肤、黏膜及巩膜部位，以黄疸为特征的病症，本病有生理性和病理性之分。生理性黄疸在宝宝出生后 2 天左右出现，4~6 天达到高峰，7~10 天消退。

呛奶

▶ 奶水由食道逆流到咽喉部时，在吸气的瞬间误入气管，即呛奶。轻微的呛奶，宝宝自己会调适呼吸及吞咽动作，不会吸入气管，只要密切观察宝宝的呼吸状况及肤色即可。严重者需送医院抢救。

尿布疹

▶ 尿布疹即尿布皮炎，是指新生儿的肛门附近、臀部、会阴部皮肤发红，有散在的斑丘疹或疱疹，又称新生儿"红屁股"。护理时要注意保持婴儿外阴和臀部皮肤干燥、清洁。尿布和纸尿裤要勤洗勤换。

肠绞痛

▶ 有些小婴儿会突然出现大声哭叫，哭时面部渐红，口周苍白，抱哄喂奶都不能缓解，而最终以哭得力竭、排气或排便而停止，这种现象通常称为婴儿肠绞痛，是小儿急性腹痛中最常见的一种，需及时就医。

目录

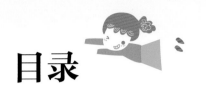

新生儿喂养

混合喂养，方法要正确 /40

人工喂养，配方奶粉是最好的选择 /46

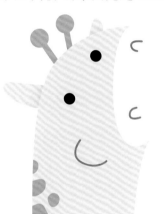

便便与尿尿

睡眠与居家

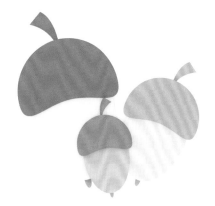

穿衣与洗澡

新生儿护理

生病、不适与疫苗

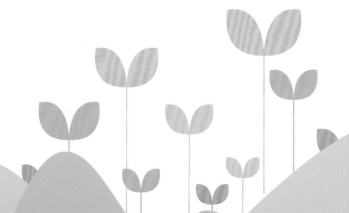

特别宝宝的护理

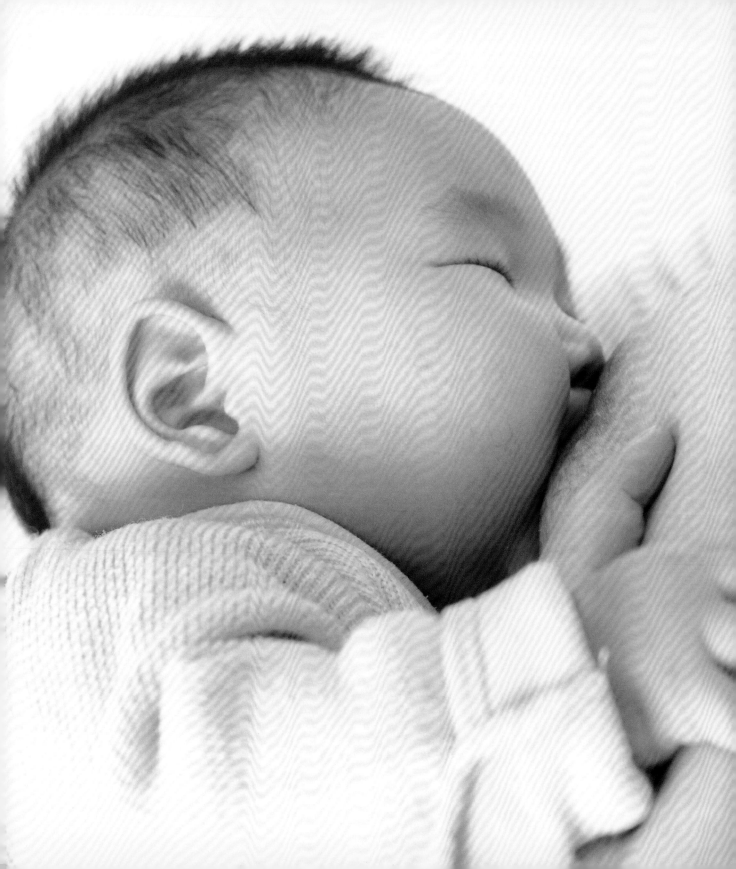

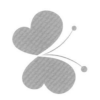

新生儿喂养

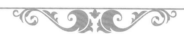

科学喂养，才能让宝宝身体长得壮，不易得病。

纯母乳喂养是每个妈妈都希望的。如果由于某种原因不能纯母乳喂养，新妈妈也不要气馁，混合喂养和人工喂养一样可以让宝宝得到应有的营养，健康成长。

无论是母乳喂养，还是人工喂养，或者混合喂养，都要讲究方式方法。掌握科学的喂养方法，才能使宝宝更健康、更强壮。

纯母乳喂养
很简单

美国雀巢公司创始人亨利·雀巢曾这样说过："母乳永远都是婴儿 6 个月内最自然的食物，每位母亲都应当尽量用自己的乳汁哺喂她的宝宝。"母乳喂养是母爱的第一项修炼，实现纯母乳喂养，并不像大家想象得那么难。妈妈，请用这上天赋予的乳汁滋养宝宝的身心吧！

母乳不仅提供营养，还能滋养宝宝心灵

母乳是最佳营养品，无菌、卫生、经济、方便。初乳含有大量免疫物质，能增强宝宝抵抗疾病的能力，让宝宝远离敏感和诸多感染的侵袭；母乳中含有大量牛黄酸，对宝宝大脑发育具有特殊作用；母乳温度、吸乳速度合适，能满足宝宝"口欲期"口腔的敏感需求；母乳喂养有利于宝宝牙齿、骨骼的生长。

除了营养丰富以外，母乳还能滋养宝宝的心灵。母亲哺乳时的怀抱形成了类似胎儿在子宫里的环境，让宝宝有一种安全感，能增进母子感情。

哺乳妈妈都有过这样神奇的体验吧：宝宝吃一两分钟奶之后，小身子就会完全放松，小脸蛋儿露出无比欢愉的表情；宝宝不舒服时，吃两口妈妈的奶，马上止疼又镇惊；前一秒钟还号啕大哭的宝宝一吸上乳房，立刻就变得乖乖的。可见，母乳不仅是宝宝身体的"食粮"，更是他的精神"食粮"。

哺乳期是宝宝的前语言期，宝宝还不能用语言来表达自己的感受，只能通过触觉、嗅觉和比较模糊的视觉来感受妈妈。母乳喂养时，那个温暖的怀抱，那种熟悉的气味，都会让宝宝感到无比安全。

小贴士
产后 7 天内所分泌的乳汁为初乳，是新生儿的第一道营养大餐和防病抗病屏障。

喂养
宜早接触、早吸吮

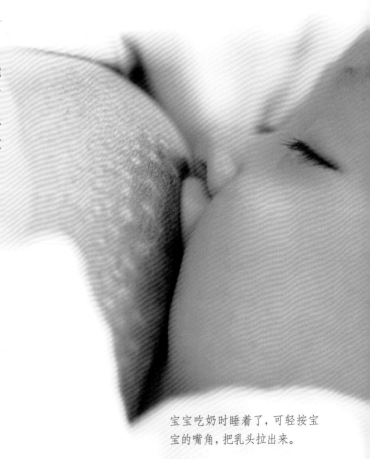

宝宝吃奶时睡着了，可轻按宝宝的嘴角，把乳头拉出来。

早接触、早吸吮

宝宝终于平安降生了！疲惫的妈妈不要急着睡去，第一时间抱抱可爱的宝宝吧！这第 1 次的亲密接触，无论对宝宝还是妈妈都意义重大。

对妈妈的好处

早接触、早吸吮对妈妈有很大好处，一方面宝宝的吸吮动作刺激乳房，可加速妈妈脑垂体催乳素的分泌，及早开奶；另一方面，由于乳头的刺激使脑垂体产生更多的催产素，可促进子宫收缩，减少产后出血，并有利于产后恢复。

对宝宝的好处

因躺在妈妈怀里能听到与在子宫里一样的妈妈的呼吸声与心脏的跳动声，可使宝宝感到安全，这样既增强了母子感情，又安抚了刚刚离开母体来到这个大千世界的婴儿的惊恐心情；同时还能建立起婴儿的条件反射，只要有饥饿感就会自动寻觅乳头；亲密的相贴还可以让妈妈温暖宝宝，避免着凉，这在室内保温条件差的地区显得尤为重要。

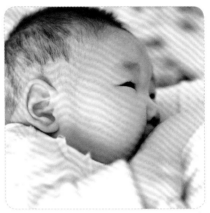

含住乳晕 给宝宝喂奶时要注意让宝宝含住整个乳晕，否则，乳头会因吸吮不当而皲裂、疼痛。

特别提醒

研究资料表明，早接触、早吸吮的妈妈奶量充足，坚持纯母乳喂奶的时间也长。

需注意的是，这些对剖宫产妈妈也同样适用。有些剖宫产妈妈担心手术中的麻药和静脉药物会影响乳汁质量，对宝宝的健康不利。其实，新妈妈不用担心，这些药物对乳汁的影响十分有限，几乎可以忽略掉。

初乳虽少，营养极高

一般来说，当宝宝脐带处理好后，新妈妈就可以尝试给宝宝哺乳了。第 1 天有少量黏稠、略带黄色的乳汁，这就是初乳。

辣妈说

- 新生儿可通过吸吮和吞咽促进肠蠕动及胎便的排泄。
- 早喂奶还能及早地建立起亲子感情。
- 初乳能促进新生儿生长发育。

❥ 营养丰富。初乳中除了含有大量的优质蛋白质以外，还含有新生儿不可缺少的铁、铜、锌等微量元素。这对新生儿的健康成长是十分有益的。

❥ 含有大量的抗体。初乳含有大量的抗体，能保护宝宝免受细菌的侵害，减少新生儿疾病的发生。

❥ 提高免疫力。初乳最引人注目的地方就在于它具有独特的生理功能——提高免疫力。初乳中的蛋白质大多数为免疫球蛋白，它能够形成抗体，可保护宝宝免受病原侵袭。

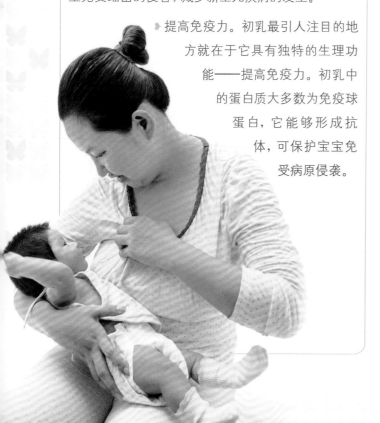

第 1 次喂奶，注意放松心情

在第 1 次给宝宝喂奶时，一定要注意清洁乳房，放松心情，对自己要有信心。再配合正确的方法，一定可以满足宝宝的需求，及早开奶。

辣妈说

- 清洁乳房也可用淡盐水纱布清洁，避免引起新生儿口腔发炎或腹泻。
- 新妈妈在喂奶之前一定要洗手。
- 给宝宝喂奶时，要注意让宝宝含住整个乳晕。

❥ 清洁乳房。新妈妈先别急着给宝宝喂奶，请先检查一下自己的乳房是否干净清洁。在第 1 次给宝宝哺乳前，应该用食用植物油涂抹在乳头上，使垢痂变软，然后用温开水洗净乳头。

❥ 放松喂奶。第 1 次喂奶，要记得放松，妈妈放松了，宝宝自然也会放松。有的宝宝吸吮弱，乳房内部还没形成流畅的"生产线"，头几口很费力，宝宝吸不出乳汁，就会大哭。此时，新妈妈可以稍稍用力挤压乳房，也可让宝宝多吸几次，乳汁就会流畅地分泌出来。第 1 次喂奶尽管量少，也能满足宝宝的需要，不要因为宝宝的哭闹，就拿起奶瓶喂他。

❥ 要有信心。新妈妈一定要对自己有信心。有的新妈妈以为自己的乳房软软的就是没有奶，就没让宝宝吸，其实这是一种喂奶误区。乳房只要吸就会有奶的，即便量少，也不会完全没有。乳房软并不等于没有奶水，需要宝宝经过努力才能吃到。

妈妈尚未开奶，宝宝怎么办

很少有母子能在第1天就顺利地建立起成功的母乳喂养关系。一般情况下，在宝宝出生2天后新妈妈才会下奶。很多新妈妈担心宝宝吃不饱，其实，新妈妈这个担心是多余的。不只新妈妈一点经验都没有，宝宝更是新手，所以，妈妈和宝宝都要坚持——开奶就在下一次哺喂中！

> 产奶需要时间。一般来说，成功地产奶，需要3~7天的时间。在这个过程中，新妈妈不要着急，不要气馁，坚信自己完全可以用自己的乳汁哺育宝宝。

> 乳房已经在分泌初乳。新生儿在头几天吃得很少，而且即使看不到有明显的乳汁分泌出来，乳房其实也在分泌初乳。

> 宝宝体内已有能量存储。宝宝出生时体内已经储存有水、葡萄糖和脂肪，头几天少量初乳基本可以满足宝宝的需要。只要尽早给宝宝喂奶并坚持不懈，一定能让宝宝吃上妈妈给他的最好的礼物——母乳。

辣妈说

- 不能马上进补催乳的补品。
- 不当的催乳按摩可能会导致乳腺管堵塞，严重的还会引起炎症。
- 新妈妈在身体恢复不错的情况下，完全可以自己手动或用吸奶器开奶。

宝宝是最棒的开奶师

如果分娩过程不是很顺利，下奶的过程可能会比较缓慢。新妈妈看着其他妈妈都在哺喂宝宝，千万不要着急，平稳的心态才能保证乳汁的质和量。

辣妈说

- 不要浪费珍贵的初乳。
- 如果有必要，新妈妈可以找专业的开奶师开奶。
- 让宝宝的下颌含住乳晕周围，而不是乳头。

> 勤吸吮促进催乳素的分泌。新生儿的吸吮可以有效促进新妈妈神经垂体分泌催产素和腺垂体分泌催乳素，刺激乳汁早分泌。想要开奶的新妈妈最有效的办法就是增加宝宝的吸吮频率和吸吮时间。

> 宝宝吸吮好处多。宝宝尽早吸吮乳房，对刺激乳房分泌乳汁、加速子宫复原、帮助宝宝尽快排胎便、避免出现新生儿黄疸等，都是非常有好处的。

> 早吸吮，多次不定时吸吮。尽管新妈妈刚刚经历分娩，身心俱疲，乳房也不一定感到发胀，但最好在产后30分钟内就让宝宝吸吮乳房，最迟也不要超过6小时，这样可以刺激乳房尽快分泌乳汁。

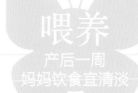

喂养
产后一周
妈妈饮食宜清淡

宝宝每个月的吃奶量到底有多少

母乳喂养的宝宝只要每周体重增加 150~200 克，说明母乳充足；如果每周体重增加不足 100 克，说明母乳不足。当然，这种考量方法只适用于建立了良好吸乳反射的宝宝，出生 1~15 天的新生儿可能会出现体重下降的情况，这属正常现象。

下面我们将宝宝 1 岁之内每天吃奶量和哺喂次数用奶瓶的刻度表现出来，让妈妈一目了然。

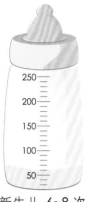

新生儿 6~8 次 / 天
30~60 毫升 / 次

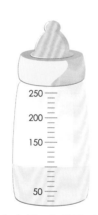

1 个月 6~8 次 / 天
80~100 毫升 / 次

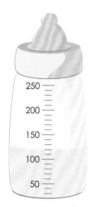

2 个月 6~7 次 / 天
100~120 毫升 / 次

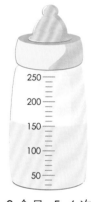

3 个月 5~6 次 / 天
150 毫升 / 次

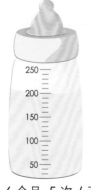

4~6 个月 5 次 / 天
200 毫升 / 次

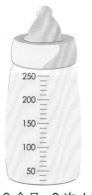

7~9 个月 3 次 / 天
200~250 毫升 / 次

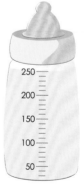

10~12 个月 2~3 次 / 天
250 毫升 / 次

喂养
宜按需哺乳

为什么第 1 周宝宝体重反而下降了

妈妈和宝宝出院后，竟然发现宝宝的体重不长反降了。宝宝不会生病了吧？别着急，这种现象称为"新生儿暂时性体重下降"，也叫作"生理性体重下降"。宝宝出生后的最初几天，体重都会不升反降，于三四天下降到最低，比出生时体重轻 9% 左右，属于正常生理现象。

体重下降的原因

宝宝出生后排出了大小便；吐出了较多的羊水和黏液；通过呼吸及出汗排出了一些水分；妈妈最初几天的出奶量小，宝宝出生后补充量少。这些都可能造成宝宝出生后体重略微下降。

早开奶、早吸吮

一般来说，生理性体重下降不必担心，只要按照科学的喂养方式及时哺乳并细心护理，宝宝的体重一般会在 7~10 天恢复到出生时的水平，以后则会迅速地增长。早开奶、早吸吮是预防生理性体重下降的最有效措施。

不正常的体重下降

如果发现体重下降的范围超出正常标准，或者体重恢复时间比正常的宝宝要晚，就要仔细找找原因。有可能是母乳喂养的宝宝未能按需哺乳、母乳不足、宝宝总是在睡觉、人工喂养的奶量不够、奶粉冲调过稀等原因，需及时调整过来。

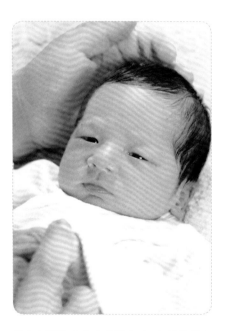

跟宝宝说话 宝宝睁开眼睛时，如果精神比较足，新妈妈可以跟宝宝说说话，让宝宝熟悉一下妈妈的样子。

至少保证母乳喂养 6 个月

开奶的疼痛、胀奶的难受、背奶的辛苦、夜奶的疲惫——这一切的一切，都是一种甜蜜的负担，是妈妈送给宝宝最珍贵的礼物，伴他一生健康成长。

> **辣妈说**
> - 母乳是宝宝哭闹时最好的"安慰剂"。
> - 如果乳房胀得难受，可以每天用毛巾热敷，并进行轻柔的按摩。
> - 新妈妈上班之后也最好继续母乳喂养。

❥ 母乳喂养的宝宝生病率要比人工喂养的宝宝低。母乳是新妈妈给宝宝准备的最好的"粮食"。研究证明，母乳喂养的宝宝要比混合喂养及人工喂养的宝宝生病率低。母乳中有专门抵抗入侵病毒的免疫抗体，可以让 6 个月以内的宝宝有效抵抗麻疹、风疹等病毒的侵袭，以及预防哮喘之类的过敏性疾病等。

❥ 母乳喂养提供了母子亲密接触的机会。母乳喂养不仅为宝宝提供了充足的营养，也提供了母子亲密接触的机会，并有益于宝宝的智力发育。

❥ 母乳喂养的新妈妈，产后恢复快。因为宝宝的吸吮可以刺激子宫的收缩，降低乳腺癌的发病率。有人认为母乳喂养的新妈妈容易乳房下垂，其实二者没有什么必然联系，只要新妈妈经常按摩，并且坚持戴文胸支撑，可以缓解乳房下垂。

基于母乳喂养对宝宝和新妈妈的多重益处，国际母乳协会建议，至少要保证母乳喂养 6 个月，如果有条件，完全可以持续到宝宝 2 岁。

按需哺乳，是宝宝最大的快乐

一位母亲曾这样说："成功地分泌乳汁是每一位女人女性气质的自然表现，她不需要计算给宝宝喂奶的次数，就像她不需要计算亲吻宝宝的次数一样。"

❥ 不必拘泥于书本。在给宝宝哺乳的时候，不必过于拘泥于书本或专家的建议，如要隔几个小时才能吃，每次吃多长时间等。

❥ 按需哺乳。只要按需哺乳即可，如果宝宝想吃，就马上让他吃，过一段时间之后，就会自然而然地形成吃奶的规律。"按需哺乳"可以使宝宝获得充足的乳汁，并且能有效地刺激泌乳。

❥ 激发宝宝的快感。哺乳时，宝宝的需要能得到及时满足，会激发宝宝身体和心理上的快感，这种最基本的快乐就是宝宝最大的快乐。

❥ 掌握哺乳技巧。当妈妈贴抱着宝宝时，要尽量使自己全身心放松。当你温柔地抚摸着这个轻轻蠕动、柔软温热的小身体时，想象着宝宝要在呵护和关爱中长大，积蕴了许久的母爱定会喷薄而发。好好享受和宝宝心神合一的美妙时刻吧！

要不要给宝宝补充鱼肝油

很多新妈妈有这样的疑问，去医院的时候，医生说要补充钙剂和鱼肝油，到底该不该补呢？应该怎样补呢？

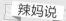

辣妈说

• 给宝宝喂完鱼肝油，剩下的皮也不要浪费，妈妈吃掉也能补充维生素D和胶原蛋白。

• 每天1次，给宝宝喂食适量鱼肝油，并保证饮用适量白开水。

➢ **鱼肝油的主要成分。** 鱼肝油是从鲨鱼、鳕鱼等的肝脏中提炼出来的脂肪，黄色，有腥味，主要含有维生素A和维生素D。

➢ **缺乏维生素A和维生素D会导致疾病。** 维生素A和维生素D是脂溶性维生素，维生素A缺乏的宝宝，皮肤变得干涩、粗糙；头发稀疏、干枯、缺乏光泽；眼睛结膜与角膜亦容易发生病变，造成眼干燥症、暗适应能力下降、夜盲等病症。维生素D缺乏会导致宝宝佝偻病的发生。

➢ **母乳中维生素D含量低。** 母乳中维生素D的水平较低，需要给宝宝专门进行添加，每天需要量约为400国际单位。天然的维生素D多来源于动物性食物，如海鱼、动物肝脏和蛋黄。

由于日常膳食中所含的维生素D并不多，而宝宝每天的需要量是400国际单位（10微克）。因此，2岁以下的宝宝，每天还要补充适量的鱼肝油。

要不要给宝宝补钙

要不要给宝宝补钙，这个问题困扰了大部分的新妈妈。其实，钙的吸收量依赖于维生素D的含量。钙在人体内的吸收量不仅仅决定于食物中钙的含量，还要依赖食物中维生素D的含量。

辣妈说

• 多晒太阳也会帮助钙的吸收，一定要到户外，不能隔着玻璃。

• 哺乳妈妈喝牛奶，也能适量给宝宝补钙。

• 新妈妈多食用海带、虾皮、骨头汤，也能帮助宝宝补钙。

➢ **维生素D的来源。** 维生素D有两个重要来源：一是食物，如鸡蛋、母乳、牛奶、鱼肝油等；二是自身制造，人体皮肤在阳光照射下可以合成维生素D，每天晒两三个小时太阳，可以满足身体对维生素D的需要。

➢ **需不需要给宝宝补钙，不同**的国家和地区有不同的要求。我国北方地区阳光照射强度较弱，营养结构不够周全，因此医生一般建议在宝宝满月之后、2岁之前给宝宝补充一定量的钙质，6个月以内的宝宝可补液体钙。

➢ **过量补钙的危害。** 给宝宝过量补钙，会导致宝宝钙中毒，出现烦躁不安、恶心呕吐、嗜睡、尿频，严重者可引起肾衰竭。

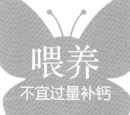

喂养
不宜过量补钙

记住，奶水是
越吃越多的

妈妈的奶水越少，越要增加宝宝吸吮的次数。这个屡试不爽的催乳秘籍让无数新妈妈成功地实现了母乳喂养。由于宝宝吸吮的力量较大，正好可借助宝宝的嘴巴来按摩乳晕。而且，宝宝的吸吮可以让新妈妈体内产生更多的催乳素，乳汁自然会越来越多。所以，每一位新妈妈都要坚信，自己是一头幸福的"奶牛"。

小贴士

妈妈的泌乳系统是很奇妙的，宝宝把乳房吸得越空，下次分泌得就越多。

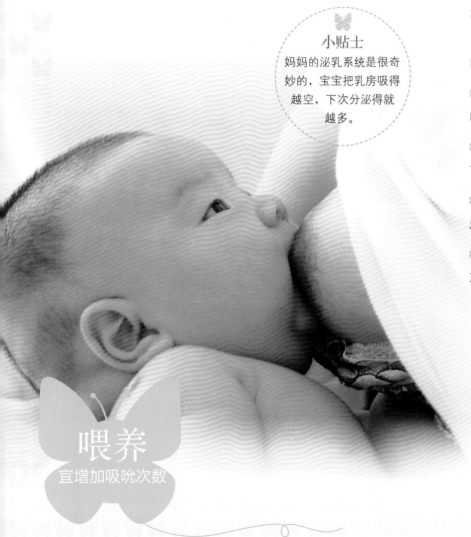

喂养

宜增加吸吮次数

判断奶水是否充足的 5 个标准

许多年轻妈妈在体验了初为人母的欣喜时，也深知母乳喂养对宝宝身心发育的重要，非常渴望能成功地给自己的宝宝母乳喂养。但也常常感到奶水不多，很担心不能喂饱小宝宝。

那么，怎样才能判断乳汁是否充足呢？

▶ 乳汁充足的妈妈会感觉到乳房胀满、坚硬，甚至有些胀痛，而且会发生溢乳现象，即宝宝吃一侧乳房时，另一侧乳房就会同时有乳汁流出。

▶ 如奶水充足，宝宝吃奶时，可以听到"咕嘟、咕嘟"的咽奶声音。

▶ 宝宝吃奶之后能安静地入睡，一般情况下能睡 2 个小时左右。

▶ 宝宝的日常行为良好，体重每月增长 500~1000 克，或每周增长 150~250 克。

▶ 每天小便应在 6 次以上，大便每天两三次，色黄质软。

奶水太多，用"剪刀式"哺喂

有的妈妈奶水很多，宝宝吸吮的时候流得很"冲"，经常把宝宝呛到，有些妈妈就把奶挤掉一些再喂宝宝。其实，妈妈大可不必这么做，只要在喂奶时，用自己的食指和中指做出剪刀状，在乳晕处轻轻地"剪"着就可以了，这样奶水就不会流得那么快了，也不用担心宝宝被呛到。

宝宝咬乳头，是吃饱了吗

宝宝为什么爱咬妈妈的乳头呢？有可能是宝宝已经吃饱了。另外，最常见的原因就是宝宝长牙了，牙床又痒又疼，十分不舒服，柔软的乳头，正好可以解决这个问题。如果宝宝含乳头的姿势不正确，妈妈也会觉得宝宝是在咬乳头。此外，天生有神经性缺陷的宝宝，从一出生就开始咬乳头，而不是等到5个月以后长牙的时候才咬。

宝宝总咬妈妈乳头怎么办

妈妈要记住这样一个事实：一个吃奶吃得正香的宝宝是不会咬乳头的。当看到宝宝已经吃饱了，不再吞咽，而是开始吸吮着玩时，就可以试着将乳头拔出来，防止宝宝咬。具体做法是：平静地将手指头插进乳头和宝宝的牙床之间，撤掉乳头，还要语气和缓且坚定地对宝宝说："不可以咬妈妈，妈妈会疼的。"宝宝可以听得懂的。对长牙期的宝宝，妈妈可以准备一些牙胶或磨牙棒让宝宝咬，或者可以在喂奶之前先让他把这些东西咬个够。

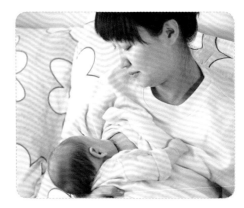

及时取出乳头 如果宝宝吃得差不多了还不放开乳头，新妈妈就要想办法把乳头从宝宝嘴里拿出来了。否则，就可能被宝宝咬着不放而疼痛。

一放到床上就哭，是没吃够吗

很多新妈妈会遇到这样的情况：将宝宝一放到床上他就哭，因此就会产生疑惑，宝宝是没吃饱吗？需要赶紧喂奶吗？

这是不对的，新妈妈要先搞清楚宝宝究竟为什么哭，不能一哭就喂，否则很容易造成喂养过度。其实，宝宝一般的哭闹，主要是想引起新妈妈的关注，想让新妈妈抱抱，和他交流、说话。这时一定要爱抚地抱抱宝宝。如果新妈妈抱起了宝宝他还是哭，那可能就是其他的原因了。

可能原因及表现

饥饿	哭的同时伴有啃手指、吃衣角或被角，吃到食物就停止啼哭
闹困	眼睛时睁时闭，哭声断断续续，入睡了就停止啼哭
有大小便	哭的同时脸涨得通红，并且还有用力的动作
胃肠不适	多发生在出生后一两周，傍晚发作，重者产生阵发而规律的剧哭，持续数分钟
叮咬或刺痛	阵发性地号啕大哭，需要马上查找原因，是否被叮咬或刺痛了

宝宝吃着吃着就睡着了，要叫醒吗

宝宝吃奶是一件很费体力的事情，所以宝宝吃累了睡着的情况很平常，大多数妈妈都会遇到。这是因为宝宝大脑发育尚不完善，大脑皮层和神经细胞兴奋性低，耐劳力差，容易疲劳，所以宝宝总的睡眠时间较长。

吃奶对宝宝来说是项劳动，加上喂奶时宝宝都依偎在妈妈的怀中，既温暖舒适又安全，宝宝确实会享受良好的睡眠环境，但这时的睡眠常不是完全的安静睡眠，当妈妈把乳头或奶嘴拔出，宝宝就醒了。

如果宝宝总是没吃几分钟就睡着，时间长了会影响体重增长。所以，新妈妈在喂奶时可以不断刺激宝宝的吸吮，当感觉到宝宝停止吸吮了，就轻轻动一下乳头或转动一下奶嘴，宝宝又会继续吸吮了，必要时还可轻捏宝宝的耳廓或拍拍宝宝的脸颊、弹弹足底，给他一些觉醒刺激，延长兴奋时间，使宝宝吃够奶，只在宝宝吃饱后才让他好好睡一觉，培养宝宝养成良好的吃奶习惯。

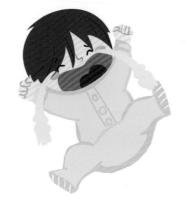

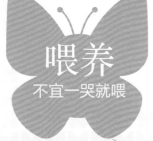

喂养
不宜一哭就喂

母乳喂养的宝宝要喝水吗

在传统观点中，宝宝两次喂奶之间加喂一次温开水能有效防止孩子脱水。但是，目前联合国儿童基金会提出了"母乳喂养新观点"，新观点认为，在通常情况下，母乳喂养的婴儿在4个月内不必刻意添加任何食物和饮料，包括水。

因为母乳的成分约80%都是水，这些水分一般能够满足宝宝新陈代谢的正常需要，不需额外再喂水了。母乳含有宝宝从出生到6个月龄所需的脂肪、乳糖、蛋白质、维生素、水分、钙、铁、磷等全部营养物质。

在宝宝身体条件良好的情况下，妈妈不需要再给宝宝喂水，但是当宝宝出现一些特殊的情况，比如生病吃药后，或夏天洗澡之后，需要给宝宝适当地喂一点水。这时，添加的水量也不要太多，否则会加重宝宝肾脏的负担，影响母乳的摄入，反而不利于宝宝的健康。一般在宝宝6个月以后，才开始添加水。

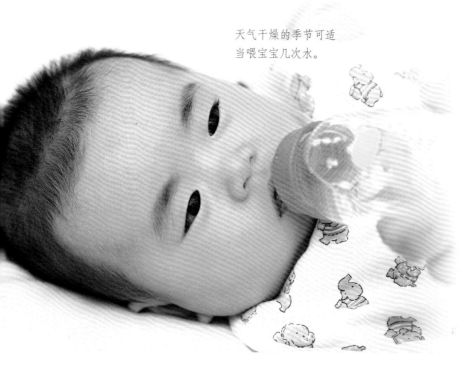

天气干燥的季节可适当喂宝宝几次水。

母乳喂养的宝宝，什么时候要补水

» 两顿奶之间。在两顿奶之间，可以适当喂宝宝一点水，尤其在天气炎热的夏天，或是干燥的秋天，或者宝宝出汗多、咳嗽、鼻塞时，需要多补水，同时还能起到清洁口腔的作用。

» 吃离乳食物时。在吃离乳食的时候可以给宝宝喝一点水，但是要注意量，不能影响到宝宝的食欲，而且最好是白开水，这样就不会影响宝宝吃正餐了。

» 外出时。尤其在干燥炎热的季节，外出很容易流汗，所以新妈妈应该随身携带一些水，在宝宝口渴的时候及时给他补充。

» 大哭以后。哭泣可是一项全身运动，宝宝经历了长时间的激烈哭泣以后，不仅会流很多眼泪，还会出很多汗，所以需补水。

» 洗完澡以后。洗澡对宝宝来说也是一种运动，会出很多汗。所以洗完澡以后应该给宝宝补充一些水。

» 生病吃药后。如宝宝发生高热、腹泻出现脱水情况时，或服用了磺胺类药物时，妈妈就必须给宝宝喂水，补充宝宝流失的水分，防止宝宝出现缺水的状况。

哺乳姿势面面观

给宝宝喂奶，对老手妈妈来说是信手拈来，新妈妈可就没有那么淡定了，
抱着软软的小家伙，看着他无辜的大眼睛，笨笨地不知道该怎么喂奶。
在这里，给新妈妈介绍几种常见的哺乳姿势，新妈妈可以从中找到最适合自己的哺乳姿势。

妈妈提前准备这些：✄清水（清洗干净双手和乳房）✄舒适的座椅或者软硬合适的床 ✄枕头 2 个 ✄干净的小毛巾 1 条

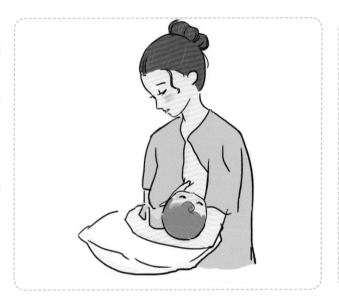

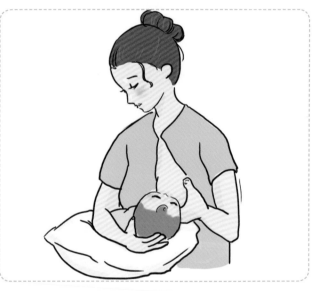

摇篮式

做法：妈妈坐在床上或椅子上，用一只手臂的肘关节内侧支撑住宝宝的头，让他的腹部紧贴住妈妈的身体，用另一只手托着乳房，将乳头和大部分乳晕送到宝宝口中。

优势：这种方法最容易学，新妈妈最常用这种姿势，而且无论在家里还是公共场合都适用。

交叉摇篮式

做法：交叉摇篮式和传统的摇篮式看似一样，其实是有区别的。当宝宝吸吮左侧乳房时，是躺在妈妈右胳膊上的。此时，妈妈的右手扶住宝宝的脖子，轻轻地托住宝宝，左手可以自由活动，帮助宝宝更好地吸吮。

优势：这种姿势能够更清楚地看到宝宝吃奶的情况，特别适用于早产或者吃奶有困难的宝宝。宝宝因为没有被紧紧抱住，所以有了一定的活动空间，会感觉更加舒服。

喂养
宜选择舒服的
哺乳姿势

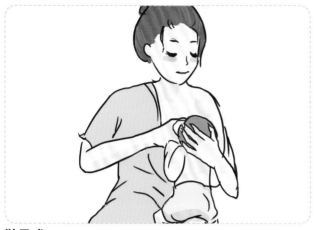

鞍马式

做法：宝宝骑坐在妈妈的大腿上，面向妈妈，妈妈用一只手扶住宝宝，另一只手托住自己的乳房。

优势：这个姿势适合较大一点的宝宝，对嘴部患有疾病的宝宝也特别适用。

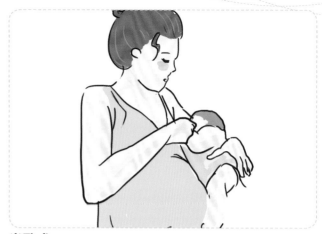

半卧式

做法：在宝宝头下垫个枕头，妈妈把宝宝抱在怀中，一只手托住宝宝背部和臀部，另一只手帮助宝宝吃奶。

优势：乳房太大的妈妈可以采用这种姿势，对那些吃奶困难的宝宝来说，这种姿势更加舒服、有效。

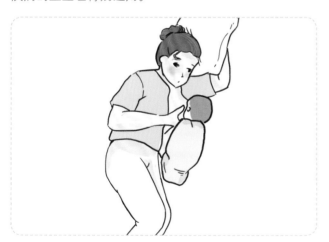

侧卧式

做法：妈妈侧躺，然后让宝宝在面向妈妈的一方侧躺，妈妈手托乳房，将乳头送到宝宝口中。

优势：这是最适合剖宫产新妈妈和侧切新妈妈的姿势，可以一边哺乳一边休息，伤口也不会过于疼痛。

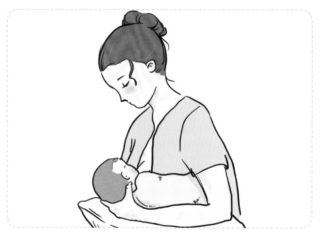

足球式

做法：让宝宝躺在床上，将宝宝置于手臂下，头部靠近胸部，然后在宝宝头部下面垫上一个枕头，让宝宝的嘴能接触到乳头。

优势：这种姿势适用于侧切和剖宫产的新妈妈，但掌握不好会造成背疼、脖子疼，新妈妈不必勉强。

轻松搞定喂奶频率

新妈妈分泌乳汁后 24 小时内应该哺乳 8~12 次。哺乳时让宝宝吸空一侧乳房后再吸另一侧乳房。如果宝宝未将乳汁吸空，新妈妈应该自行将乳汁挤出或者用吸奶器把乳汁吸出，这样才有利于保持乳汁的分泌及排出通畅。

如果出现乳房胀痛的现象，更应该及时频繁地哺乳，以避免乳汁在乳腺管淤积而造成乳腺炎。另外热敷和按揉乳房也有利于乳汁的正常分泌。

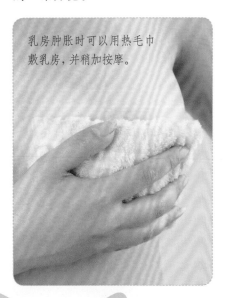

乳房肿胀时可以用热毛巾敷乳房，并稍加按摩。

喂养
宜排空乳房

不要让宝宝含着乳头睡觉

有的宝宝睡觉很"警觉"，不容易放下，于是妈妈就让宝宝含着乳头睡觉，认为这样可以睡得"踏实"一点。

含着乳头睡觉影响睡眠质量

其实，含着乳头睡觉既影响宝宝睡眠，也不易养成良好的吃奶习惯，对宝宝牙齿的发育也不好，而且堵着鼻子容易造成窒息，也有可能导致妈妈乳头皲裂。所以不管是白天还是晚上喂奶，妈妈都不要让宝宝含着乳头睡觉。

另外，哺乳时，宝宝的下巴应紧贴妈妈的乳房，鼻子轻碰妈妈的乳房，这样宝宝的呼吸是通畅的。如果妈妈的乳房阻挡了宝宝的鼻孔，可以试着轻轻按下乳房，协助宝宝呼吸。

如何巧妙地从宝宝口中抽出乳头

让宝宝自动结束哺乳是最好的，宝宝知道自己什么时候吃饱了，什么时候该停止吃奶。但是就是有些淘气的宝宝对乳头恋恋不舍，即便吃饱了也会叼着玩。这时就需要妈妈来帮忙了。哺乳结束时，不要强行用力拉出乳头，这样会引起疼痛或皮肤破损，应让宝宝自己张口将乳头自然地吐出。下面教给妈妈三个小窍门，让宝宝自然地吐出乳头。

▶ 方法 1：妈妈可将食指伸进宝宝的嘴角，慢慢让他把嘴巴松开，再抽出乳头。

▶ 方法 2：妈妈还可用手指轻轻压一下宝宝的下巴或下嘴唇，这样会使宝宝松开乳头。

▶ 方法 3：当宝宝吸饱乳汁后，妈妈还可将宝宝的头轻轻地压向乳房，堵住他的鼻子，宝宝就会本能地松开嘴巴。

宜采取一侧乳房先排空法

新妈妈有没有在哺乳的时候发现这样一个神奇的现象——当一侧乳房被宝宝吸空后，就能在下次哺乳时产生更多的乳汁；如果一次只吃掉乳房内一半的乳汁，那么下次乳房就会只分泌一半的乳汁。

乳房是个非常精细的生产线，宝宝吸吮的乳汁越多，乳汁分泌也就越多。排空乳房的动作类似于宝宝的吸吮刺激，充分排空乳房，会有效刺激催乳素大量分泌，可以产生更多的乳汁。有些宝宝可能在出生的最初几天吸吮无力或次数不足，所以，在吸吮后排空乳房就显得更为必要。

聪明的新妈妈要想分泌充足的乳汁，可尽量让一侧乳房先被吸空，这不失为一个好办法。这种方法也可使乳腺保持畅通，减少宿乳淤滞，有效预防乳腺管堵塞，避免乳腺炎的发生。

具体做法如下：

❥ 先让宝宝完全吸空一侧乳房，然后再吃另一侧。

❥ 下次哺喂时让宝宝先吸未吃空一侧的乳房，这样可使每侧乳房被轮流吸空，可保证乳汁充分分泌。

❥ 如果宝宝吃完一侧乳房后就饱了，新妈妈应该用手或吸奶器将另一侧乳房的乳汁挤出来。

❥ 新妈妈在哺乳后可以在离乳头二横指（约3厘米）处挤压乳晕，并沿着乳头从各个方向依次挤净所有的乳窦，以排空乳房内的余奶，这样做能促进乳汁分泌。

在一般情况下，可以用手挤奶或使用吸奶器吸奶，这样可以充分排空乳房中的乳汁。当然，如果有条件也可以使用优秀品牌的电动吸奶器，这种吸奶器能科学地模拟婴儿的吸吮频率和吸力，能更有效地达到刺激乳汁分泌的目的，效果会更好一些。

怎么算排空乳房

其实乳房无法完全排"空"，应该说是尽量排出乳汁，而最佳的方式就是多让宝宝吸吮。若是乳汁没有完全排出，残存在腺体细胞中的乳汁就会产生压力，抑制乳房分泌乳汁，造成泌乳量减少。

虽然乳汁没有排出就会减少泌乳量，但是乳汁排出与泌乳反射作用是分开的。即使宝宝吸吮一边乳房，而刺激催乳激素的产生，但并无法使另一侧乳房也有泌乳反射，所以每次哺乳应尽可能两边都让宝宝吸吮。

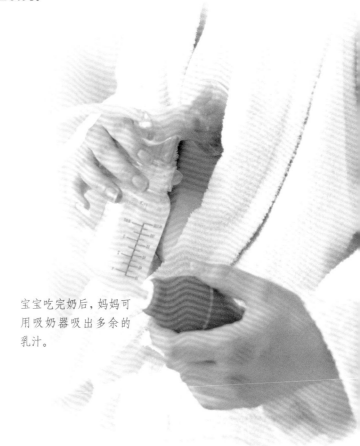

宝宝吃完奶后，妈妈可用吸奶器吸出多余的乳汁。

母乳不足，
不用担心

很多新妈妈会发现，宝宝有时候饿得特别快，总是要吃奶，尤其是晚上，会醒来吃好几次奶。当新妈妈遭遇母乳不足的危机时，不要着急给宝宝吃配方奶粉，而是要摄入更多的营养，配合正确的催乳方法。

合理饮食，奶水才会多

很多新妈妈觉得好不容易生下了宝宝，终于可以不用在吃上顾虑那么多了，赶紧挑自己喜欢吃的进补吧。殊不知，不挑食、不偏食比大补更重要。

▶ 营养均衡。因为新妈妈产后身体的恢复和宝宝营养的摄取均需要全面而均衡的营养，新妈妈千万不要偏食和挑食，要讲究粗细搭配、荤素搭配等。

▶ 宜适量补充催乳食物。每天喝牛奶，多吃新鲜蔬果，这都可以帮助新妈妈通乳、催乳。

▶ 要重视水和蛋白质的充分摄入。这是乳汁分泌的物质基础，水每天应摄取 2700~3200 毫升（主要是食物中的水，其次是饮用水），蛋白质每天需要 90~100 克。

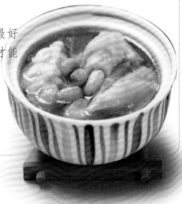

产后喝汤的同时最好把肉也一同吃掉，才能有效补充蛋白质。

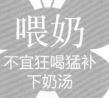

喂奶
不宜狂喝猛补
下奶汤

对症"下药"，奶水不足不用愁

现代社会生活压力大，很多新妈妈都有奶水不足的现象，不少新妈妈会用一些中药来帮助催乳。在用这些药材时，最好先分清自己属于哪种缺乳类型，是气血虚弱型缺乳还是气血阻滞型缺乳，最好还是在用药之前咨询一下医生或营养师。

▶ 气血虚弱型缺乳。新妈妈在分娩过程中出血过多，或平时身体虚弱，导致产后乳汁少或乳汁多天不下。表现为乳房柔软不胀、面色苍黄、神疲乏力、头晕耳鸣、心悸气短、腰酸腿软等。一般服用补血益气和通乳的药材，比如黄芪、党参、当归、通草等。

▶ 气血阻滞型缺乳。新妈妈产后抑郁，肝郁气滞，导致乳脉不通，乳汁运行不畅，因而缺乳。表现为乳房胀痛、舌苔薄黄。宜选用行气活血药物，如王不留行。

辣妈说

• 让宝宝多吸吮，奶水是越吃才越有。

• 妈妈可用干净的热毛巾热敷乳房，并加以按摩，使乳腺管畅通。

• 不要随便给宝宝添加奶粉。

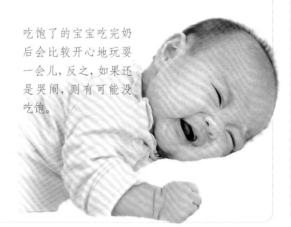

宝宝是否吃饱了

母乳喂养的宝宝吃了多少奶、是否吃饱了，妈妈常常心中没底。单纯从宝宝吃奶时间的长短来判断是否吃饱是不可靠的。新妈妈可从以下几个方面来判断：

» 从妈妈的感觉来看。从妈妈乳房的感觉看，哺喂前乳房比较丰满，哺喂后乳房较柔软，妈妈有下奶的感觉，说明奶水充足，够宝宝吃。新妈妈喂完奶后，乳房不觉得软或空，这可能说明宝宝没有吃到足够的奶。

» 吃奶反应。每次喂奶时，听不到连续几次到十几次的吞咽声；母乳喂养次数在 24 小时内少于 8 次；有的虽然超过 8 次，但宝宝总是哭闹和不安，这说明宝宝没有吃饱。

» 排便次数和形状。出生 3 天后，宝宝每天排便次数少于 3 次，仍然排黑色、绿色或棕色大便；每 24 小时排尿少于 6 次，说明宝宝没有吃饱。

» 身体反应。两次哺喂间隔期内，宝宝安静而满足。吃饱后的宝宝可安静地睡两三个小时或玩耍一会儿。倘若宝宝没吃饱，常表现为哭闹、烦躁、吸吮指头、异物等。没吃饱的宝宝还特别渴望妈妈的拥抱，吃奶时比较专注、急促。

辣妈说

- 新妈妈要时刻关注宝宝的体重。
- 如果宝宝吐奶，有可能是吃得太饱了。
- 奶阵来时，妈妈要用"剪刀式"喂奶，避免呛到宝宝。

吃饱了的宝宝吃完奶后会比较开心地玩耍一会儿，反之，如果还是哭闹，则有可能没吃饱。

乳头混淆怎么办

很多宝宝因为这样那样的原因，出生后在医院里都是先吃的配方奶粉，而有的宝宝吃了几顿或几天的配方奶粉依然会爱上妈妈的乳房，但是有些宝宝从此就不肯吃母乳了，对奶嘴"情有独钟"，这就是"乳头混淆"。尽管可以用奶瓶喂宝宝母乳，但那是下下策了，妈妈应该努力帮助宝宝纠正乳头混淆。

» 纠正含乳姿势。耐心地帮助宝宝学习正确的含乳姿势。哺乳时，妈妈要温柔地看着宝宝，跟宝宝说话，以减少宝宝的不适感。

» 先挤出奶水。一般乳头混淆的宝宝都不愿意等待奶水泌出，妈妈可以在喂奶前先挤出些奶水并且刺激产生喷乳反射，让宝宝第一口就吸到奶水。

» 停止使用奶嘴。马上停止给宝宝使用奶嘴和安抚奶嘴。即使母乳不足，需要加喂配方奶粉，也要用杯子、针管或者小勺喂。

用手指挤奶方法

宝宝尚小，吃奶量不大，当宝宝吃完奶后，妈妈的乳房还有很多余奶怎么办？
这个时候，一定要用手挤出来，否则容易导致乳汁淤积，
引发乳腺炎等疾病，影响宝宝的喂养和妈妈的健康。

妈妈提前准备这些：❧干净的清水（洗干净双手和乳房）❧热毛巾（热敷乳房，并稍加按摩）
❧清洗干净的奶瓶或储奶袋

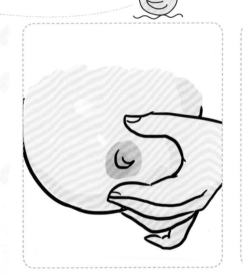

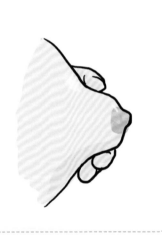

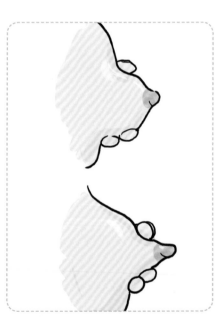

1 拇指在上，其余四指在下面托住乳房，握成一个 C 形。将拇指和食指及中指放在乳头后方 2.5~4 厘米处。以乳头为中心，挤压半径约 3 厘米的区域。

2 做有规律的一挤一放的动作，指腹向乳头方向滚动，同时将手指的压力从中指移动到食指，将乳汁推挤出来。挤压时避免太过用力，以免阻塞乳腺管。不要挤压乳头，因为挤压或拉乳头就像宝宝只吸吮乳头一般，并不会促使奶水流出。

3 将手指放在正确的位置，并有节奏性地重复按压、推挤的动作。刚开始不会有奶水流出，但挤压几次后，奶水会慢慢滴出。当催产素反射渐渐开始活跃时，乳汁就会似泉水涌出。

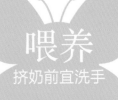

喂养
挤奶前宜洗手

用吸奶器吸奶方法

除用手挤奶的方法外，新妈妈可以用手动或电动吸奶器将多余的乳汁吸出。但是新妈妈要注意，用吸奶器吸奶，时间最长不要超过 20 分钟，否则会导致乳头受损、疼痛。使用吸奶器之前，一定要清洗吸奶器。用吸奶器吸出的奶水要及时放进冰箱储存。

妈妈提前准备这些：❦干净的清水（洗干净双手和乳房）❦热毛巾（热敷乳房，并稍加按摩）❦清洗干净的吸奶器 ❦干净的奶瓶或储奶袋

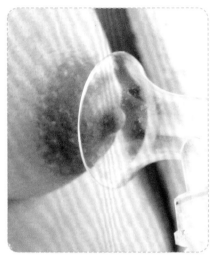

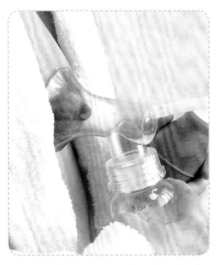

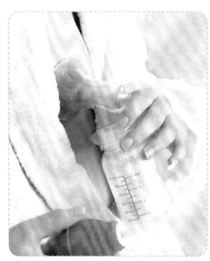

1 坐在椅子上面，以舒服的姿势坐好，身体前倾，打开吸奶器防尘盖，开始吸奶。将乳头对准喇叭口的中心位置，同时将按摩硅胶紧贴乳房，防止空气泄漏导致吸力不足。

2 用较均匀舒适的力度捏握充气泵，进行吸乳。

3 及时调整乳头，以适应吸奶器的工作。吸完一侧乳房，换另一侧进行吸乳。

安全有效的催乳按摩

除了让宝宝勤吸、多吸之外，新妈妈如果能用专业的按摩方法来催乳，就能起到事半功倍的效果。

按摩催乳的原则是理气活血、舒筋通络，是一种简便、安全、有效的催乳方式。

按摩之前，新妈妈最好用温水热敷乳房几分钟，遇到有硬块的地方要多敷一会儿，然后再开始进行按摩。

下面几个步骤可以反复进行，每次喂奶前都这样按摩一下，可以畅通乳腺管，帮助新妈妈成功催乳。

妈妈提前准备这些：❤干净的清水（洗干净双手和乳房）❤热水❤干净的毛巾

❤清洗干净的盛奶容器

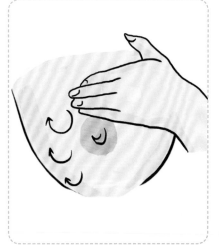

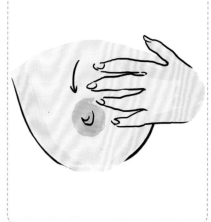

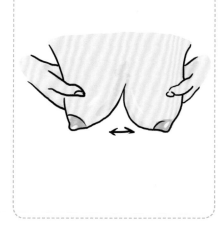

1 用拇指以外的四根手指指腹沿着乳房外围一边画圈一边轻推，可以双手一起，也可以先推一侧乳房，由外及内，渐渐推至乳晕区。

2 四指呈梳齿状从乳房外围根部向乳头方向梳理，奶结部位要反复梳理。千万不要用木梳梳理。

3 用手握住整个乳房，然后上下左右轻轻晃一晃，让乳汁更好地在乳腺管里流动。

喂奶
宜疏通乳腺管

安全舒服的夜间喂奶方法

都说妈妈喂奶最好坐起来，但是很多妈妈觉得夜间哺乳时坐起来太麻烦，都倾向于躺着哺乳。

如果妈妈坚持躺喂，那么可以按照下面的方法来哺乳，让躺喂更加安全、舒服。

但是前提一定是妈妈要完全醒着，并且要随时观察宝宝，千万不可自行睡去不管宝宝。

妈妈提前准备这些：❧2个枕头 ❧干净的毛巾（随时擦去宝宝嘴边的漏奶）

❧纸尿裤1片（随时给宝宝更换）❧隔尿垫（垫在乳房卜曲，防止漏奶弄脏床单）

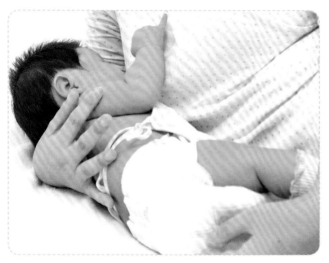

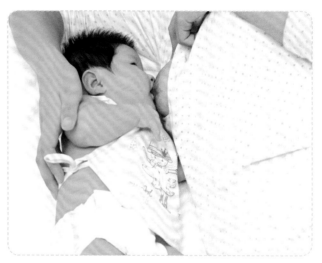

1 妈妈用一只手帮助宝宝侧身吃奶，等宝宝能自己侧身吃奶的时候，妈妈手臂可轻松很多。

2 妈妈喂奶时，可用长枕头或2个枕头，一个睡觉用，一个哺乳用。中间有凹陷设计的枕头会令妈妈头部更舒服。

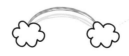

混合喂养，
方法要正确

母乳是新生儿最好的食物，可是很多妈妈会面临母乳不足或不能按需哺乳的情况，这该怎么办呢？不用着急，此时可以采取混合喂养，既能保证宝宝的营养供给，又不会导致妈妈回乳。

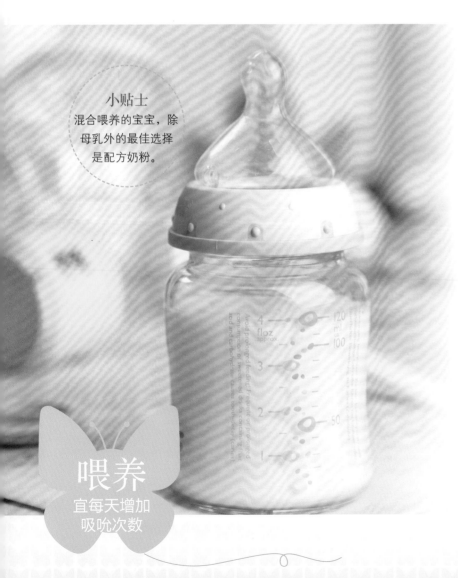

小贴士
混合喂养的宝宝，除母乳外的最佳选择是配方奶粉。

喂养
宜每天增加
吸吮次数

什么情况下必须混合喂养

很多新妈妈都说，自己的宝宝无时无刻不想吃奶，担心这是因为自己的母乳不足，宝宝没有吃饱。其实，宝宝老想吃母乳不一定就说明他饿了。有些宝宝吃奶是为了寻求安慰。

在宝宝出生后的头一两个月内，很多宝宝吸吮母乳的次数都会非常频繁，这是正常的，宝宝吃母乳的次数多不一定说明母乳不足。因为宝宝刚出生时，他的胃容量很小，很容易饿。

如果你的宝宝还很小，那么在考虑要不要给他添加配方奶粉进行混合喂养时，你需要特别谨慎。如果已经断定了母乳不足，并且宝宝体重增长速度太慢，没有达到标准体重，就可以选择进行混合喂养。

❥ 新生儿的体重下降幅度超过正常值。宝宝在出生后的前 10 天，体重会下降到出生时体重的 5%~10%。10 天或半个月后，宝宝会开始每天增重 50 克左右。到满月时，宝宝体重比出生时的会增长 1000 克左右。如果宝宝体重下降幅度超正常值或 3 周后体重增加不足，可考虑混合喂养。

❥ 宝宝长到第 5 天后，24 小时内尿湿的尿布不足 6 块，说明宝宝没有得到足够的营养。

❥ 宝宝大部分时间都很烦躁或特别嗜睡，此时也应混合喂养。

避免不必要的混合喂养

对于出生 2 周以内的宝宝来说，最理想的营养来源莫过于母乳了。遇到母乳不足的情况时，新妈妈要谨慎处理，不可轻易添加配方奶粉或其他代乳品。宝宝出生后 15 天内，母乳分泌不足时，要尽量增加宝宝吸吮母乳的次数，只要有耐心和信心，乳汁会逐渐多起来的。如果出生半月内，宝宝每次吃完奶后都哭，应注意监测体重，只要每 5 天增加 100~150 克，即使每次都吃不饱，也不必急于加喂配方奶粉。

母乳是妈妈给宝宝最好的食物，必要情况下的混合喂养既能让宝宝吃到母乳，又能保证他生长所需的总奶量。但是，一定要避免不必要的混合喂养。

过早添加奶粉，影响母乳分泌

如果在宝宝一两个月大时就添加配方奶粉，可能会影响宝宝吸吮乳头的次数和每次吸吮的量，最终会导致母乳分泌不足。

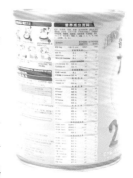

相信自己

在坚持母乳喂养的过程中，如果新妈妈过于担心、睡眠不足或饮食不好，都可能会影响乳汁的分泌，情绪因素的影响尤其大。所以，新妈妈首先应该做的事情是相信自己，相信每一位妈妈都可以通过自己的努力让宝宝吃到更多的乳汁。

学习哺乳知识

学习正确的哺乳方式和相关的泌乳知识也会帮助催乳。为了增加泌乳量，新妈妈首先可以增加宝宝吸吮乳头的次数，尤其是夜晚的喂奶次数。同时，每次喂奶后还可以用吸奶器吸空乳房。很多妈妈说，喂奶前热敷和按摩乳房对增加泌乳量也会有帮助。

通过正确的哺乳方法，宝宝频繁的吸吮和妈妈喂奶后排空乳房，注意睡眠，放松心情，加上适当吃催奶食物，大多数妈妈都可以将母乳喂养持续到宝宝 6 个月大。

初始混合喂养需注意

产后因母乳不足，或妈妈体虚不能按需哺乳时，可适当给新生儿添加配方奶粉做补充，进行混合喂养。它虽然比不上纯母乳喂养，但还是优于人工喂养，尤其是在产后的几天内，不能因母乳不足而放弃母乳喂养。

坚持训练宝宝吸吮乳房

要注意的是一定要在刚分娩不久就训练宝宝吸吮乳房，因为这时宝宝的吸吮反射最强。不要先给宝宝用奶瓶喂奶，因为奶嘴容易吸奶，有的宝宝会因此偷懒，不愿费力吸母乳。

先用小勺喂奶

最开始给宝宝喂奶粉时应注意不要使用奶瓶，应使用小匙、小杯或滴管喂，以免造成乳头混淆，等宝宝习惯吸吮母乳后再用奶瓶。即使是用奶瓶哺喂也要采取母乳哺喂的姿势，这样有利于妈妈与宝宝的精神交流，当然爸爸乐于参与的话，也有助于培养父子感情。

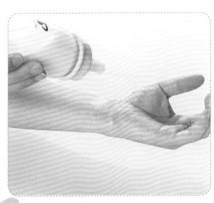

喂奶前试试温度 在手腕内侧滴一滴冲调好的配方奶，感觉不冷不热表明奶温合适。

不要随意更换配方奶粉的品牌

用配方奶粉最好选用妈妈信赖的品牌，不要随便更换。宝宝适应一种品牌后最好坚持下去，不要让宝宝的小肠胃不断做实验。

冲泡奶粉前要仔细阅读说明

不同品牌的奶粉会有不同的冲泡剂量与方法，要阅读使用说明，不要混用量勺。添加奶粉时，用小刀或筷子沿量勺边沿刮平，然后按照喂哺建议表的建议加入所需奶粉的匙数。

定时哺乳

如妈妈因工作原因，白天不能哺乳，加之乳汁分泌亦不足，可在每天特定时间哺喂，一般不少于 3 次，这样既能保证母乳分泌，又可满足宝宝每次的需要量。其余的几次可给予配方奶，这样每次喂奶量较易掌握。

一次只喂一种奶

一次只喂一种奶，吃母乳就吃母乳，喝奶粉就喝奶粉。不要先吃母乳，不够了，再冲奶粉。这样不利于消化，也易使宝宝对乳头发生混淆，可能引发厌食奶粉或拒吃母乳。夜间妈妈有机会，最好是母乳喂养。夜间乳汁分泌量相对增多，母乳可能会满足宝宝的需要。但如果母乳量太少，宝宝吃不饱，就会缩短吃奶间隔，影响母子休息，这时就要以配方奶粉为主了。

喂养
宜坚持母乳喂养

混合喂养的两种方法

混合喂养虽不及纯母乳喂养，但比人工喂养要好很多。混合喂养一方面可以保证妈妈的乳房按时受到宝宝吸吮的刺激，从而维持乳汁的正常分泌，让宝宝摄取到丰富的营养；另一方面也利于增强母婴感情，使宝宝得到更多的母爱，增加安全感。

混合喂养的方法有两种，它们各有优劣性和适宜性，妈妈可根据自己的情况，选择适合自己和宝宝的方法。

方法 1：补授法

补授法是在喂完母乳后，立即给宝宝加喂配方奶粉的方法。为了不延长宝宝的吃奶时间，从而造成吸吮疲劳，母乳喂养的时间通常不超过 10 分钟，然后立即给宝宝喝配方奶粉。宝宝吸吮 10 分钟母乳，可吸入总量的 80%~90%，短短的 10 分钟，还能使妈妈乳房受到吸吮刺激，并能满足宝宝与妈妈亲密接触的心理。

▶ 适宜性：这种方法适宜 6 个月之内的宝宝，以及能够对宝宝进行全天喂养的妈妈。

▶ 优点：宝宝的频繁吸吮能刺激妈妈的泌乳反射，从而使乳汁分泌量增加，还有可能实现纯母乳喂养。

▶ 缺点：易使宝宝消化不良，并容易使宝宝对乳头发生混淆，从而引发厌食配方奶粉或拒绝吃母乳的现象。

▶ 优化方法：可选用仿真乳头，这种乳头吸吮起来比较费力，跟吸吮母乳的感觉比较接近，不容易产生乳头混淆。

方法 2：代授法

一次喂母乳， 次喂配方奶粉或代乳品，轮换间隔喂食，这种方法叫代授法。妈妈也可以在与宝宝一起时喂母乳，不足部分或母子分离时采用配方奶粉替代。

▶ 适宜性：这种方法适宜于 6 个月以后的宝宝。

▶ 优点：这种方法可逐渐用代乳品、稀饭、烂面条代授，从而培养宝宝的咀嚼能力，为以后的断奶做准备。

▶ 缺点：这种喂法容易使母乳分泌量减少。

▶ 优化方法：每天母乳喂养的次数不少于 3 次，可使母乳分泌量保持在一定水平。

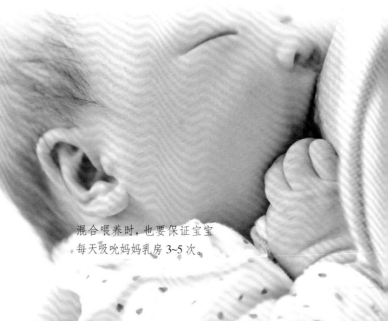

混合喂养时，也要保证宝宝
每天吸吮妈妈乳房 3~5 次。

如何度过"暂时性哺乳期危机"

"暂时性哺乳期危机"表现为本来乳汁分泌充足的新妈妈在产后第3周、3个月和6个月时自觉奶水突然减少,乳房无胀感,喂奶后半小时左右宝宝就哭着找奶吃,体重增加明显不足。

导致这种现象的原因是宝宝处于"猛长期",体重增加迅速,新妈妈以为自己奶水不足,过于紧张,反而会因为喂奶次数不够、吸吮时间不够造成奶量的不足。为了顺利度过这一时期,新妈妈应注意以下几个方面:

▶ 妈妈要保证充足的休息和睡眠,保持轻松、愉悦的情绪,这样有利于乳汁的分泌。

▶ 每天适当增加哺乳次数。如果有条件全天陪伴宝宝,只要宝宝醒来后,就让宝宝吸吮母乳,吸吮的次数多了、时间长了,母乳分泌量自然会增多,直到宝宝度过猛长期,顺利达到供需平衡。

▶ 每次每侧乳房至少吸吮10分钟以上,两侧乳房均应吸吮并排空,这样有利于泌乳,又可让宝宝吸到含较高脂肪的后奶。

▶ 宝宝生病暂时不能吸吮母乳时,可将奶挤出,用杯或汤匙喂宝宝。如果妈妈生病不能喂奶时,应按给宝宝哺乳的频率挤奶,这样可保证病愈后继续哺乳。

▶ 月经期只是暂时性乳汁减少,经期中可每天多喂2次奶,经期过后乳汁量将恢复如前。

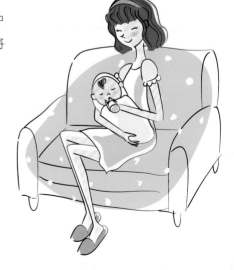

喂养
不宜母乳、
配方奶粉混合喂

吃完母乳后再添加多少配方奶粉合适

混合喂养的宝宝添加多少配方奶粉才合适？这可难坏了新妈妈。新妈妈可以先从少量开始添加，然后观察宝宝的反应。如果宝宝吃后不入睡或不到1小时就醒，张口找乳头甚至哭闹，说明他还没吃饱，可以再适当增加量。以此类推，直到宝宝吃奶后能安静或持续睡眠1小时以上。

由于每个宝宝的需要不尽相同，所以父母只有通过仔细观察和不断地尝试，才能了解宝宝真正的需要。

混合喂养不要太教条

妈妈在哺喂宝宝时，要根据宝宝的情况、妈妈乳汁的分泌情况、各种环境、生活等外界因素的影响，适时做出调整，不可太死板、教条，完全遵循前面提到的两种混合喂养的方法。

针对月龄较小的宝宝，妈妈可以先喂约10分钟的母乳，让宝宝吃到高营养价值的母乳，然后补授一定量的配方奶粉，以补充优质蛋白质的不足。

个别宝宝吃完母乳后难以接受代乳品，而母乳又不够吃饱一顿，就只好采取先吃配方奶粉后吃母乳的方法。

混合喂养时，尽量先哺喂母乳，将乳房吸空后，再给宝宝补充其他乳品，补授的乳汁量要按宝宝食欲情况与母乳分泌量多少而定，原则是宝宝吃饱为宜。补授开始需观察几天，以便掌握每次补授的奶量及宝宝有无消化异常现象，以无腹泻、吐奶等情况为好。

夜间喂母乳，奶水更充足

宝宝在夜间对母乳的需求，在其一天所需营养中占有相当大的比重，即使是10个月大的宝宝，也有25%的母乳是在夜间进食的。夜间喂奶是每个新妈妈必然要经历的事情，夜间给宝宝喂奶时需要注意一些问题。下面介绍夜间喂奶需要注意的问题，帮助新妈妈正确进行夜间喂奶。

混合喂养的宝宝夜间最好选用母乳喂养。夜间妈妈休息，乳汁分泌量相对增多，宝宝的需要量又相对减少，母乳基本会满足宝宝的需要。但如果母乳量确实太少，宝

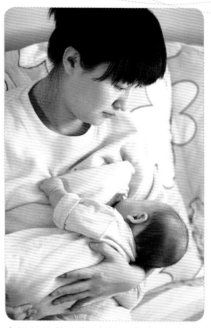

夜间尽量喂母乳 夜间母乳分泌量增多，宝宝吃得饱，睡得香，有利于健康成长和发育。

宝吃不饱，就会缩短吃奶时间，影响母子休息，这时就要喂配方奶粉了。

夜间喂母乳好处多。宝宝对乳头的吸吮和刺激，会使母体产生更多的乳汁。并且，夜间哺乳可以使母体内有镇静作用的激素水平提高，从而有助于睡眠。

所以，对很多刚分娩不久的新妈妈来说，夜间喂养宝宝是件辛苦而又非常必要的事情。

人工喂养，
配方奶粉是最好的选择

虽然母乳是宝宝最好的食物，但由于各种原因，新妈妈不能选择母乳喂养时，人工喂养就成了必然选择。相对于母乳喂养，人工喂养确实有很多缺点和麻烦，但如果新手爸妈掌握了人工喂养的方法，选用优质的乳品或代乳品，调配恰当，也能满足新生儿的需要，让宝宝聪明健康地成长。

不能母乳喂养也别着急

母爱，无关乎奶多奶少，100%用心就是好妈妈！由于各种原因，不得不放弃母乳喂养的妈妈不要为此感到遗憾，也不要心存内疚。出生在现代的宝宝是很幸运的，尽管不能吃母乳，但还有配方奶粉，一样能让宝宝健康成长。

配方奶粉是在普通奶粉的基础上，加入各种营养成分，以达到接近母乳效果的母乳化奶粉。配方奶粉成分已尽力接近母乳，很多配方奶粉甚至改进了母乳中铁含量过低的不足，除去了牛奶中不利于宝宝吸收利用的部分，以便更好地满足宝宝的营养需要。

不能母乳喂养也不要紧，吃配方奶粉的宝宝一样健康。

喂养
不能母乳喂养
莫强求

新妈妈看过来

不宜母乳喂养的情况

虽然母乳喂养对母子双方都有益，但在有些情况下，如妈妈有以下疾病时，为了宝宝的身体健康，不能进行母乳喂养：

▶ 传染性疾病：乙肝。

▶ 代谢疾病：甲状腺功能亢进、甲状腺功能减退、糖尿病。

▶ 肾脏疾病：肾炎、肾病。

▶ 心脏病：风湿性心脏病、先天性心脏病、心脏功能低下。

▶ 其他类疾病：服用哺乳期禁忌药物、急性或严重感染性疾病、乳头疾病、孕期或产后有严重并发症、红斑狼疮、精神疾病、恶性肿瘤、艾滋病等。此外，如妈妈隆过胸也不应母乳喂养。

生病了就不能哺乳了吗

在哺乳期，妈妈抵抗力降低，再加上照顾宝宝很疲劳，生病在所难免。但此时，该不该给宝宝喂奶就成了哺乳妈妈面临的一个难题。大多数人都认为，妈妈生病了，就不能再哺乳了。

的确，妈妈生病会影响给宝宝喂奶，但并不是妈妈一生病就必须停止给宝宝喂奶，还要看是什么病，吃的是什么药。

对患了感冒、高热、急性扁桃体炎、肺炎、尿路感染等感染性疾病的新妈妈来说，不应停止喂奶，必须在医生的指导下，尽量避免服用对宝宝有不利影响的药物。

得了急性乳腺炎的新妈妈，应暂停喂奶几天，并尽快用抗菌药物控制感染。

当妈妈患有甲状腺功能亢进、肾炎、开放性肺结核、红斑狼疮或心脏病、心脏功能不好时，最好采用人工喂养。

再次重申，母乳是婴儿最理想的食物，经济、卫生、温度合适并且方便，还含有抗病原微生物的抗体，能满足6个月内宝宝全部的营养需求，因此不到万不得已，不建议停止喂母乳。

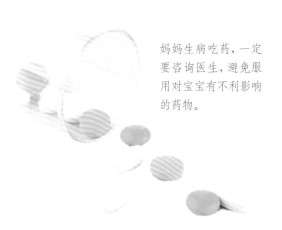

妈妈生病吃药，一定要咨询医生，避免服用对宝宝有不利影响的药物。

吃药了就不能哺乳了吗

妈妈生病了，吃药了，就不能哺乳了，这似乎是大家的一个共识。据此，专家介绍，能不能哺乳，还得看是吃了什么药。

药物对宝宝影响小时可继续哺乳

有些药对宝宝是没有影响或影响比较小的，妈妈服药期间也可以继续哺乳。不过，为了减少宝宝吸收的药量，妈妈可以在哺乳后马上服药，并尽可能推迟下次哺乳时间，最好是间隔4小时以上，以便更多的药物代谢完成，使母乳中的药物浓度达到最低。

药物对宝宝影响大时应停止哺乳

对于那些可能对宝宝的身体造成损害的药，妈妈要尽量避免服用，如果因为病情需要而服用了对宝宝可能不利的药物，宜暂时停止喂奶数日。

哺乳妈妈用药对宝宝是否有影响，取决于药物的性质及其在乳汁中的浓度。哺乳妈妈服药后，经胃肠道吸收到血循环，其中有1%~2%的药物可转运到乳汁，这一剂量对婴儿一般不会产生不良作用。

就医时提前说明

妈妈在就医时，要向医生说明自己正处在哺乳期，如果不放心的话可以再向儿科医生咨询。另外，妈妈还应该仔细阅读药品说明书，有疑问就要向医生及时咨询，千万不可自行做主。

奶粉可不是越贵越好

　　配方奶粉仿照母乳的营养成分，重新调整搭配奶粉中酪蛋白和乳清蛋白、饱和脂肪酸和不饱和脂肪酸的比例，除去了矿物盐过多的含量，加入了适量的营养素，包括各种维生素、乳糖、精炼植物油等物质。

选择适合宝宝的配方奶粉种类

　　目前市场上配方奶粉成分大多符合宝宝需要，但在成分配比上略有不同。配方奶粉除了有月龄区别外，还有普通婴儿配方奶粉、早产儿配方奶粉、不含乳糖配方奶粉、水解蛋白配方奶粉等差异，新手爸妈要仔细阅读配方奶粉说明，选择一款适合自家宝宝的奶粉。

看颜色

　　优质奶粉应是白色略带淡黄色，色深或焦黄色略差。

闻气味

　　优质奶粉打开包装后，可以闻到醇厚的乳香气，若打开包装闻到有异味，如腥味、霉味等表示奶粉已变质，不宜给宝宝食用。

摸摸看

　　优质奶粉摸起来是松散柔软的，可以摸到奶粉非常细小的颗粒，合上包装摇起来有轻微的沙沙声，倒出所有奶粉后，包装无黏着的奶粉。

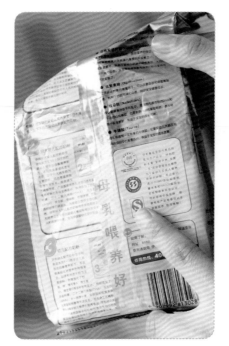

冲调后观察

　　将配方奶粉放入温水中，摇匀后静置 5 分钟，优质奶粉会充分溶解于水中，不会出现沉淀物，而且会散发出浓浓的奶香味。若静置后奶瓶中有沉淀物，表面还有悬浮物，说明奶粉已变质，最好不要给宝宝吃。

看外包装

　　选择优质配方奶粉时，除了对内部奶粉进行仔细观察外，还要看清楚奶粉包装上的产品说明及标识是否齐全，是否有厂名、厂址、出产地、生产日期、保质期、执行标准、配料、营养成分、食用方法及适用对象等项目。若说明不清，不要购买。

注意保质期限

　　新手爸妈在为宝宝选择合适的配方奶粉时，除了要仔细观察产品说明中的营养成分、使用方法及适用对象外，还要确保奶粉是在安全食用期内。

QS 认证标志 看奶粉的外包装时要注意，QS 认证标志只针对国内生产的奶粉，国外原装进口的奶粉是没有的，还要注意奶粉的生产日期和保质期。

喂养
宜挑选正规
厂家生产的奶粉

冲调配方奶粉选水有讲究

不要选择矿泉水或矿物质水

新手爸妈可能会认为矿泉水或矿物质水更加洁净，所以愿意选用矿泉水或矿物质水给宝宝冲调奶粉。但实际上，宝宝各器官娇嫩，肝脏、肾脏等发育尚未完善，不能承受矿泉水或矿物质水中丰富的矿物质代谢，用这些水冲奶粉会加重宝宝各脏器的运行负担。为宝宝冲调奶粉的水提倡使用烧开的自来水。若家中自来水中水垢太多，可在烧开后静置一会儿，再倒入其他容器。

不要使用放置时间过长的开水

空气中含有大量灰尘和细菌，开水放置时间超过 12 小时，水与空气充分接触，容易被空气中的细菌污染。所以给宝宝冲调奶粉时，最好不要选用静置时间过长的开水，即使是储存在保温壶中的也不好。

不要使用久沸的水

重复煮开或反复煮开的水中，硝酸盐及亚硝酸盐的浓度较高，不适宜饮用，也不要用来给宝宝冲调奶粉。

不要使用硬水软化器"软化"过的水

很多家庭因自来水"硬"，安装了硬水软化器，成人都饮用"软化"过的自来水，但最好不用这样的水为宝宝冲调奶粉。因为所谓的硬水软化器设备都是用钠盐置换原理，来除去水中多余的钙、镁等离子的，可能会增加"软化"过的水中的钠含量，这不利于宝宝健康。

注意家用"过滤"水

有些家庭安装了家用滤水器，以过滤自来水中多余的杂质，但有了宝宝后，最好及时清洗滤水器，并对其进行检测，以免滤水器中藏有的细菌进入水中，影响宝宝健康。

选中了奶粉，请别随意更换

对混合喂养宝宝来说，最好是吃同一品牌的奶粉。因为不同的奶粉配方不同，长期混吃势必加重宝宝胃肠道消化的负担。如果一定要换，在换奶粉的初期，必须两种奶粉混合吃，无论是由一种品牌换到另一种品牌，还是由一个阶段换到另一个阶段（即使品牌相同），这个过程叫作转奶。如果转奶过程中，宝宝大便正常，无消化不良、腹泻、便秘等不良反应，那就可以完全吃新的奶粉了。如果宝宝不适应新的奶粉，那就暂停新奶粉的喂养。

此外，在食用奶粉之前，一定要仔细阅读说明书，不同品牌的奶粉会有不同的冲调剂量和方法，而且最好不要随意混用量勺。

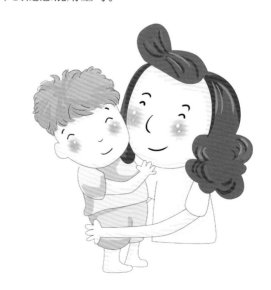

奶瓶大攻略

可能有不少妈妈都遇到过这样的困惑，面对着货架上各式各样大大小小的奶瓶，真不知道该买哪个。有的妈妈一下就给宝宝准备了好几个，到宝宝长大也没用完。其实只要选择有道，就不会出现这种情况了。

形状各异伴随宝宝"同步成长"

▶ 圆形：适合 0~3 个月的宝宝用。这一时期，宝宝吃奶、喝水主要是靠妈妈喂，圆形奶瓶内壁平滑，里面的液体流动顺畅。母乳喂养的宝宝喝水时最好用小号奶瓶，储存母乳可用大号的。

▶ 弧形、环形：4 个月以上的宝宝有了强烈的抓握东西的欲望，弧形瓶像一只小哑铃，环形瓶是一个长圆的"O"字形，它们都便于宝宝的小手握住，以满足他们自己吃奶的愿望。

▶ 带柄小奶瓶：1 岁左右的宝宝可以自己抱着奶瓶吃东西了，但又往往抱不稳，这种类似练习杯的奶瓶就是专为他们准备的，两个可移动的把柄便于宝宝用小手握住，还可以根据姿势调整把柄，坐着、躺着都行。

两种材质各有千秋

目前市场上的奶瓶从制作材料上分主要有两种——PC 制和玻璃制的。PC 质轻，而且不易碎，适合外出及较大宝宝自己拿。但经受反复消毒的"耐力"就不如玻璃制的了。玻璃奶瓶更适合在家里由妈妈拿着喂宝宝。

奶嘴孔型不同，用途也不同

有了合适的奶瓶，还得配上合适的奶嘴。奶嘴有橡胶和硅胶制的。橡胶奶嘴富有弹性，质感近似妈妈的乳头；硅胶奶嘴没有橡胶的异味，容易被宝宝接纳，而且不易老化，还能抗热、抗腐蚀。

奶嘴也有不同的型号和孔型，新妈妈可参照下面的图示，为自己的宝宝选择合适的奶嘴。但无论使用哪种类型的奶嘴，吸奶时间应在 10~15 分钟之间。

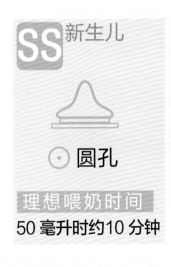

SS 新生儿　⊙ 圆孔
理想喂奶时间
50 毫升时约 10 分钟

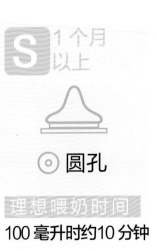

S 1 个月以上　◎ 圆孔
理想喂奶时间
100 毫升时约 10 分钟

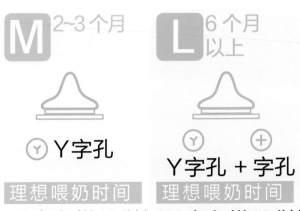

M 2~3 个月　Y Y 字孔
理想喂奶时间
150 毫升时约 10 分钟

L 6 个月以上　Y 字孔 + 字孔
理想喂奶时间
200 毫升时约 10 分钟

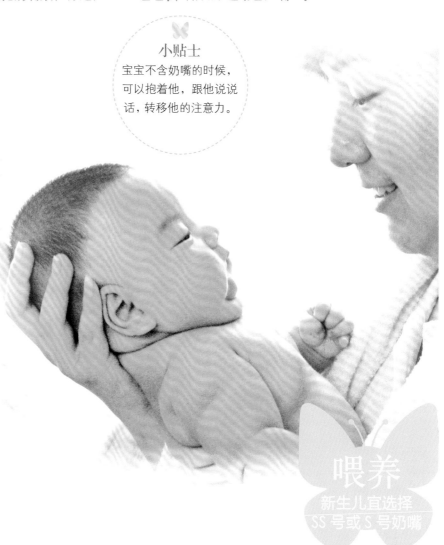

宝宝不认奶嘴怎么办

在喂宝宝母乳的同时，往往没有料到让他接受奶嘴也会是一件难事。

母乳喂养的宝宝不喜欢吃奶嘴，这是大多数母乳喂养的宝宝都会碰到的问题。还有可能因为宝宝不喜欢奶粉的味道。宝宝虽小，也有自己的主意，有自己的口味，他可能不喜欢这个奶粉的味道，也可能是不喜欢奶嘴。

如何让孩子爱上奶瓶呢，下面这些方法可以试试：

▶ 在宝宝还没饿之前先用奶瓶喂食。

▶ 不要将奶嘴放入宝宝的口中，而是把奶嘴放在旁边，让宝宝自己找寻奶嘴，主动含入嘴里。

▶ 把奶嘴用温水冲一下，让它和人体温度相近。

▶ 让宝宝试用不同形状、大小、材质的奶嘴，并调整奶嘴洞口的大小。

▶ 试着用不同的姿势给宝宝喂食。有些宝宝吃奶时，喜欢喂他的人把脚抬高，有些则喜欢新妈妈抱着，使宝宝的脸贴着妈妈的乳房。

▶ 试着抱抱他、摇摇他，走一走，使他安静下来再喂奶。

▶ 给宝宝换几种奶粉试试，找到他喜欢的奶粉味道。

小贴士
宝宝不含奶嘴的时候，可以抱着他，跟他说说话，转移他的注意力。

喂养
新生儿宜选择
SS 号或 S 号奶嘴

*1看2冲3倒转，*冲出好奶粉

新妈妈如果给宝宝选择了混合喂养或者人工喂养，一定要学会用正确的方式冲调奶粉。
不要认为冲调奶粉是个小事，如果冲调不好，不仅会导致营养吸收不良，还会引起宝宝的不适。
所以，新妈妈一定要学会1看2冲3倒转的冲调奶粉方法。

妈妈提前准备这些：❌干净的清水和毛巾（清洗双手）❌清洗干净的奶瓶
❌温度在40℃左右的温水 ❌带量勺的奶粉

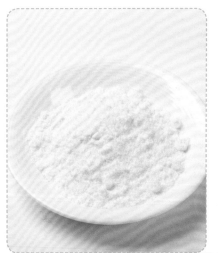

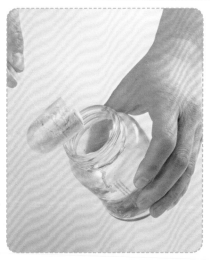

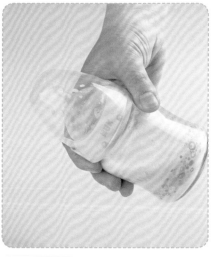

1 看粉体。挑选奶粉时，先看看粉质如何。舀适量奶粉放在小盘中，轻轻震摇，好的奶粉是均匀、松散、不结块、粉质细腻的。

2 冲奶，看溶解度。接着取适量的奶粉冲调，把奶粉放入40℃水温的奶瓶中，观察溶解度，好奶粉可以很均匀地在水中溶解而不会结块。奶粉均匀溶解，意味着营养均衡地溶解在水中，宝宝可以吸收到全面的营养。

3 倒转晃动，看沉淀。倒入奶粉后，水平或者上下轻轻摇动、晃动奶瓶，观察泡沫消失速度和奶瓶瓶底，好的奶粉无沉淀、无挂壁，所有的物质都均匀地溶解于水中，溶解好才更好吸收。而不好的奶粉，会有小颗粒挂壁，甚至出现结块的沉淀物。

喂养
倒入奶粉后
宜轻晃奶瓶

奶具要做好消毒处理

宝宝虽有一定的免疫力，但对细菌的抵抗力还很弱，因此要特别注意奶具的消毒。

尤其是在夏季，奶瓶每天要用沸水消毒一次，不要使用消毒液和洗碗液。

消完毒一定要烘干或擦干，不要带水放置。

妈妈提前准备这些：❧婴儿奶瓶 1 个 ❧奶瓶专用毛刷 ❧消毒锅 ❧适量的开水

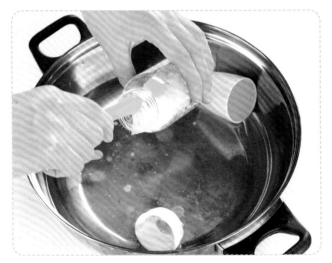

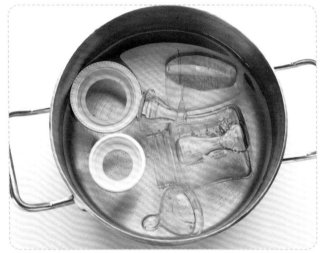

1 使用婴儿奶瓶专用毛刷，沿内壁顺时针清洗奶瓶、奶嘴等奶具。如果有够不着的地方，最好用小毛刷伸进去清洗。

2 清洗完后，将奶瓶的保护盖、垫脚圈、奶嘴和瓶身分别拆开，放进消毒锅里，沸水煮两三分钟，注意奶嘴不要靠近锅壁。也可以用微波消毒法，将清洗后的奶瓶盛上清水放入微波炉，打开高火 10 分钟即可。但是要切记不可将奶嘴、连接盖或者 PC 材料的奶瓶放入微波炉，以免变形、损坏。

人工喂养的宝宝每天吃多少奶合适

　　人工喂养的宝宝每天吃多少配方奶粉才合适？由于每个宝宝的需要不尽相同，所以父母只有通过仔细观察和不断地尝试，才能了解自己的宝宝真正的需要量。

❥ 人工喂养的原则。人工喂养的宝宝的喂养原则一般按照每千克体重 100~110 毫升供给，一天的总量以不超过 600 毫升为宜。如果过量供给容易导致宝宝因消化不良而腹泻。由于每个宝宝具体情况不同，因此新妈妈不要纠结于具体数字，而是根据自己的宝宝的实际需求来定量。

❥ 观察宝宝的反应。新妈妈可以先从少量开始添加，然后观察宝宝的反应。如果宝宝吃后不入睡或不到 1 小时就醒，张口找乳头甚至哭闹，说明宝宝还没吃饱，可以再适当增加量。以此类推，直到宝宝吃奶后能安静或持续睡眠 1 小时以上。

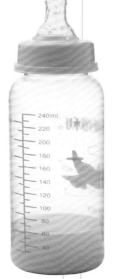

人工喂养的宝宝需注意

　　母乳并不是亲子关系的全部，喂养方式也只是母爱的一部分。在已经尽力的前提下，当新妈妈选择人工喂养时，请不要自责，认真而充满爱意地给他喂奶粉吧。那么在给宝宝人工喂养的同时，需要注意哪些事项呢？

❥ 人工喂养的宝宝要定期称体重。为了了解宝宝生长的情况，人工喂养的宝宝最好定期称量体重，体重增加过多，说明喂养过度；体重增加过少，说明喂养不足。可以通过观察生长发育图来了解宝宝的体重：每月称体重后，将体重的数值记在生长发育图上，进行比较。

❥ 人工喂养宝宝的姿势应与母乳喂养相同。新妈妈要选择舒适的位置，使背部和腰部有支托，然后让宝宝舒适地斜躺于妈妈怀里，略微倾斜奶瓶。

❥ 避免吸入空气。在将奶嘴放入宝宝嘴中时，务必保证奶嘴中充满奶水，以免宝宝吸入空气，导致宝宝吃奶后吐奶。

❥ 调试好奶水的温度。在给宝宝喂奶前，新手爸妈应确定冲调奶粉的温度是否适宜。可用奶嘴滴几滴奶液于手背处或手腕间，以不感到烫或凉为宜。

喂养
宜定时定量
喂配方奶粉

吃奶粉的宝宝要补水

与母乳喂养宝宝略有区别，人工喂养宝宝需要额外补充水分。因为配方奶粉是由牛奶加工并添加一些宝宝必需的营养素制作而成的，其成分只是接近母乳，其中一些蛋白质、氨基酸的组成和比例，酶物质的种类和含量等与母乳仍有区别。配方奶粉进入体内，在消化吸收的过程中要有一定量的水分参与代谢，并经过肝脏代谢和肾脏的浓缩稀释，最终部分从大便和小便中排出体外。因此吃配方奶粉的宝宝一定要喝水，而且要多喝水，这一点一定要引起妈妈的重视。

❥ 每天补水量有规律。人工喂养的宝宝每天都需要喂水，每次喂水量约为每顿奶量的一半：出生1周时30毫升；2周时45毫升；1个月时50~60毫升；3个月时60~75毫升；4个月时70~80毫升；6个月时80~100毫升；8~12个月时100~120毫升。夏天应适当增加水量。感冒、发热及呕吐或腹泻脱水时更应频繁饮水。记住，这些只是给宝宝喝白开水的量，水果和果汁不能代替水。

❥ 不要给宝宝喂糖水。有人认为给宝宝喂糖水可预防低血糖，防止因乳量少而不能满足宝宝的生长发育的需要，同时也可以减少哭闹。研究发现，宝宝喂糖水后，往往不愿频繁吸吮母乳，不但影响母乳的摄入，还会影响母乳的分泌，使得宝宝得不到足够的营养，从而影响生长发育。

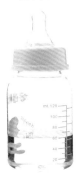

给橡皮奶嘴开孔有讲究

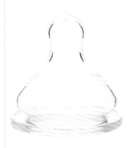

有些奶嘴买回来就有开孔，但宝宝吸吮起来还是很费力时，就需要再开个孔了。有的奶嘴没有开孔，需要妈妈自己来操作。

❥ 给橡皮奶嘴开孔的正确方法是：

1. 用牙签的尖端用力顶乳头，使乳头顶端外凸，然后用剪刀将外凸部分连牙签一并剪去，孔即开成。

2. 用剪刀在奶嘴上剪开一个十字形开口，开口大小可随需要适当多剪或少剪。

3. 取大头针一枚，用钳子将其夹住，将针的前1/3放在火上烧红后，立即刺入奶嘴顶端，可形成一个小孔。

❥ 注意事项。需要注意的是，不管是扎孔还是剪口，都先要从小孔、小口开始。如果孔开得过大，不要凑合着让宝宝用，以免宝宝吃奶时奶汁流出速度过快，宝宝来不及吞咽，引起呛咳，甚至引起吸入性肺炎。

❥ 判断开孔是否合适的方法。将装满水的奶瓶倒置，如果水慢慢地一滴一滴流出来，表示奶嘴孔大小是适中的；如果水呈直线流出来，表明孔太大；而用力甩后才有水流出则表明孔洞太小。

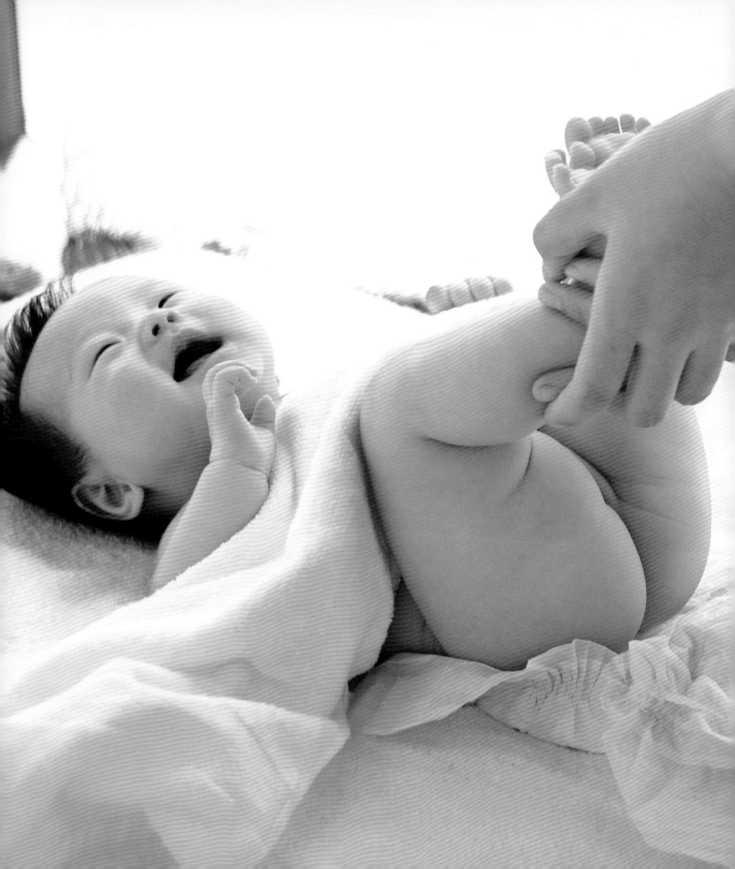

便便与尿尿

　　自从宝宝出生后，妈妈生活的重心就围绕着宝宝了。大事小情都牵动着妈妈的心，吃喝拉撒睡，没有一样不让新妈妈紧张。便便与尿尿是宝宝身体是否健康的晴雨表，正常大小便是每个妈妈最朴素的愿望。本章内容将告诉你，怎样看懂宝宝的大小便。

宝宝大小便，
健康的晴雨表

吃、喝、拉、撒、睡是刚出生宝宝的主要成长任务，每样都不能缺。这一章我们要说的是宝宝"拉"和"撒"的问题。食物被吃进人体后，营养会为人体吸收、利用，其余消化吸收不完全的废物、残渣，就会变成排泄物，借着粪便和尿液将毒素与废物排出去，形成正常、健康的身体循环。

大多数新手爸妈看到宝宝的大便和尿液，都会觉得很吃惊！也难怪，宝宝大便的形状和质地，尿液的颜色、状态多种多样，即便是有经验的父母，也未必都见过。还不会说话的宝宝，他的健康状况其实都表现在便便和尿尿里。便便和尿尿是宝宝健康的晴雨表。

小贴士

宝宝的便便和尿尿可以反映宝宝健康与否，新妈妈要多留意宝宝的大小便。

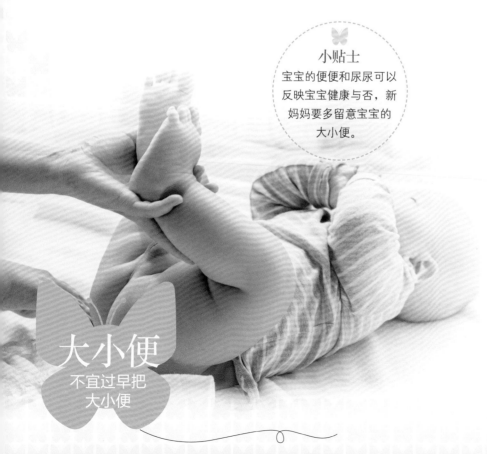

大小便
不宜过早把
大小便

新生儿的便便

新生儿大多会在出生后24小时内排出墨绿色的黏稠大便。新手爸妈可能会惊讶，新生儿基本没有吃什么东西，怎么会排出大便呢？其实这是胎便，是由胎儿期肠道内的分泌物、胆汁、吞咽的羊水以及胎毛、胎脂、脱落的上皮细胞等在肠道内混合形成的。

胎便一般三四天才会排干净，总量在150克左右。如果新生儿出生后超过24小时不排便，应该请医生进行检查。因为胎便中含有大量的胆红素，所以要尽早促成胎便排出，以免新生儿肠道重复吸收胎便中的胆红素，加重新生儿黄疸。

新生儿的尿尿

新生儿膀胱小，肾脏功能尚不成熟，每天排尿次数多，尿量少。如果新生儿吃奶少或者体内水分丢失多，或者进入体内的水分不足，会出现尿少或者无尿的症状，此时应该让新生儿多吸吮母乳，或喂些水，尿量就会多起来。

新生儿第1次的尿量只有10~30毫升，在出生后36个小时之内排出都属于正常。

新生儿便便的变化

出生后 6~12 小时开始排胎便

新生儿出生后 6~12 小时开始排胎便，胎便呈墨绿色或黑色黏稠状，无臭味，此时的胎便是由胎儿的肠黏液的分泌物、脱落的肠黏膜上皮细胞、胆汁、咽下的羊水、胎毛和红细胞中血红蛋白的分解产物胆绿素等物质构成的。

过渡便

新生儿出生 48 小时后，会排出混着胎便的乳便，这叫过渡便。2~4 天后胎便排尽，转为黄色糊状便，每天 3~5 次，大部分是在喂奶时排出。因为喂奶时，奶水刺激胃肠道，引起胃肠反射，引起排便，这属于正常的生理现象。

24 小时内不排便要警惕

正常新生儿多数于出生后 12 小时内开始排便，胎便总量为 100~200 克，如 24 小时不见胎便排出，应注意检查有无消化道畸形。如乳汁供应充分，胎便 2~4 天排完即转变为正常新生儿大便，由深绿色转为黄色。

尽快排出胎便，有利于减轻黄疸症状

胎便中含有较多的胆红素，如果胎便尽快排出，可减少新生儿肠肝生理性循环对胎便中胆红素的再吸收，减轻肝脏对胆红素的代谢负担，从而达到使新生儿黄疸症状减轻、持续时间缩短的良好效果。

注意纸尿裤的变色条 如果纸尿裤上的变色条变颜色了，就要尽快给宝宝换 1 个。不要让宝宝穿着纸尿裤超过 5 小时，每天至少更换 5 次。

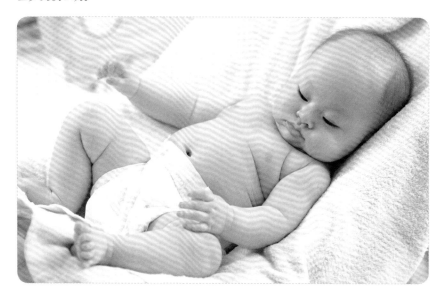

♥ 新妈妈看过来

出生后 24 小时还不排胎便怎么办

正常新生儿在出生后 12 小时内开始排胎便，最迟在 24 小时内排出胎便。但是如果发现宝宝在 24 小时内还没有排胎便，新妈妈也不要慌张。

首先，观察宝宝有无异常情况。如看看宝宝腹部有无发胀，吃奶量和精神是否正常。其次，给宝宝进行抚触，做腹部的顺时针按摩，帮助宝宝排出胎便。如果一段时间还没有排出胎便，就要去咨询医生，检查是否是疾病原因引起的。

新生儿正常便便什么样

母乳喂养：呈金黄色，多为均匀糊状，偶有细小乳凝块，有酸味，每天 2~5 次。即使每天大便达到 6~8 次，但大便不含太多的水分，呈糊状，也可视为正常。

人工喂养：粪便呈淡黄色或土黄色，大多成形，含乳凝块较多，为碱性或中性，比较干燥、粗糙，量多，有难闻的粪臭味，每天一两次。

混合喂养：母乳加奶粉喂养的宝宝粪便与喂奶粉者相似，但较黄、软。添加谷物、蛋、肉、蔬菜等辅食后，粪便性状接近成人，每天 1 次。

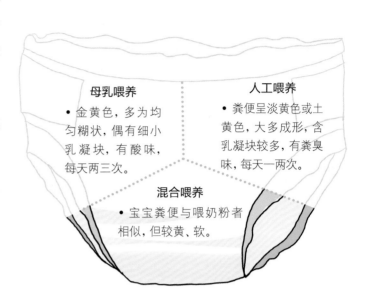

母乳喂养
- 金黄色，多为均匀糊状，偶有细小乳凝块，有酸味，每天两三次。

人工喂养
- 粪便呈淡黄色或土黄色，大多成形，含乳凝块较多，有粪臭味，每天一两次。

混合喂养
- 宝宝粪便与喂奶粉者相似，但较黄、软。

问题便便怎么办

灰白便

宝宝从出生拉的就是灰白色或陶土色大便，一直没有黄色，但小便呈黄色。

▷ 应对措施：赶紧通知医生，很有可能是先天性胆道梗阻所致。延误诊断和治疗会导致永久性肝脏损伤。

豆腐渣便

大便稀，呈黄绿色且带有黏液，有时呈豆腐渣样。

▷ 应对措施：这可能是霉菌性肠炎，患有霉菌性肠炎的宝宝同时还会患有鹅口疮，如果宝宝有上述的症状，需到医院就诊。

水便分离

粪便中水分增多，呈汤样，水与粪便分离，而且排便的次数和量有所增多。

▷ 应对措施：这是病态的表现，多见于肠炎、秋季腹泻等疾病。丢失大量的水分和电解质会引起宝宝脱水或电解质紊乱，应该立即带宝宝到医院就诊，并应注意宝宝用具的消毒。

绿色稀便

粪便量少，次数多，呈绿色黏液状。

▷ 应对措施：这种情况往往是因为喂养不足引起的，这种大便也称"饥饿性大便"，说明宝宝没吃饱，这时只要给足营养，大便就可以转为正常。

蛋花汤样大便

每天大便 5~10 次，含有较多未消化的奶块，一般无黏液。

▶ 应对措施：多见于喝牛奶或奶粉的宝宝。如为母乳喂养则应继续，不必改变喂养方式，也不必减少奶量及次数，一般能自然恢复正常。如为混合喂养或人工喂养，需适当调整饮食结构。可在奶粉里多加一些水将奶粉调配稀些，还可适当喂些含糖盐水，也可适当减少每次的喂奶量而增加喂奶次数。如果两三天大便仍不正常，则应请医生诊治。

泡沫状便

大便稀，大便中有大量泡沫，带有明显酸味。

▶ 应对措施：适当调整饮食结构就能恢复正常。未添加辅食前的宝宝出现黄色泡沫便，表明奶中糖量多了，应适当减少糖量，增加奶量。已经开始添加辅食的宝宝出现棕色泡沫便，则是食物中含淀粉过多所致，如米糊、乳糕等，宝宝胃肠对食物中的糖类不消化所引起的，减少或停止食用这些食物即可。

臭鸡蛋便

大便闻起来像臭鸡蛋一样。

▶ 应对措施：这是提示宝宝蛋白质摄入过量，或蛋白质消化不良。应注意配方奶粉浓度是否过高，进食是否过量，可适当稀释奶粉或限制奶量一两天。如果已经给宝宝添加蛋黄、鱼肉等辅食，可以考虑暂时停止添加此类辅食，等宝宝大便恢复正常后再逐步添加。还可以给宝宝服用维生素制剂，以帮助消化。

油性大便

粪便呈淡黄色，液状，量多，像油一样发亮，在尿布上或便盆中如油珠一样可以滚动。

▶ 应对措施：这表示食物中脂肪过多，多见于人工喂养的宝宝，需要适当增加糖分或暂时改食用低脂奶等，但要注意，低脂奶不能作为正常饮食长期食用。

血便

血便的表现形式多种多样，通常大便呈红色或黑褐色，或者夹带有血丝、血块、血黏膜等。

▶ 应对措施：首先应该看看是否给宝宝服用过铁剂或大量含铁的食物，如动物肝、血所引起的假性便血。如果大便变稀，含较多黏液或混有血液，且排便时宝宝哭闹不安，或大便呈赤豆汤样、果酱色、柏油样黑便、鲜红色血便，应该引起注意了。总之，血便不容忽视，以上状况均需立即到医院诊治。

便秘

宝宝大便干燥呈颗粒状，颜色随吃的食物不同而有所差异。

▶ 应对措施：一般来说，人工喂养的宝宝比母乳喂养的宝宝更容易发生便秘。我们不以几天拉一次或者一天拉几次来断定宝宝是否便秘，判断便秘的一个最重要指标是，宝宝大便是否硬结，就是俗称的"羊便"。

▶ 便秘要视情况处理：对于母乳喂养的便秘宝宝，可给糖水或橘子汁；如果宝宝吃的是配方奶粉，在 2 次喂奶期间，适当多喂点白开水，可以加点果汁或者米汤。

新生儿每天大便几次才算正常

刚生完宝宝的新妈妈没有经验，不知道宝宝到底每天大便几次。其实，不同喂养方式的宝宝大便性状不一样，次数也有差别，新妈妈一定要多了解。

辣妈说

• 大便次数多少只是一个参考值。

• 大便次数少，也可能是因为宝宝吃得太少。

• 父母要注意捕捉宝宝的大便信号。

➧ **母乳喂养。** 新生儿大便呈金黄色，偶尔会微带绿色且比较稀；或呈软膏样，均匀一致，带有酸味且没有泡沫。新生儿每天大便次数较多。一般为 1 天排便 2~5 次，但有的新生儿会 1 天排便七八次。随着月龄的增长，新生儿大便次数会逐渐减少，两三个月后大便次数会减少到每天一两次。

➧ **人工喂养。** 如果新生儿吃的是配方奶粉，那么大便通常呈淡黄色或土黄色，比较干燥、粗糙，如硬膏样，常带有难闻的粪臭味。对于人工喂养的宝宝，大便主要不是看多少天 1 次，而是看周期规律和性状如何。只要周期有规律，大便糊状无泡沫，颜色正常，就都是正常的。

➧ **混合喂养。** 混合喂养的新生儿，大便质稍柔软，有明显臭味，一般为暗褐色。一般每天三四次且量多。

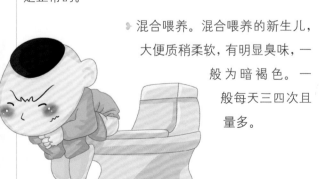

新生儿多久尿一次

在出生时，新生儿的膀胱中已经有了少量尿液，所以，大部分的新生儿会在出生后 6 小时内排尿，开始尿量少，以后逐渐增多。

➧ **第 1 次排尿时间。** 新生儿一般是在出生后 24 小时以内排尿。但是也有新生儿在 48 小时后排尿的情况。

➧ **排尿频率。** 一般出生后的前 4 天，1 天只排尿三四次，大约 1 周以后，随着进水量的增多，每天排尿 10~20 次，尿量也会有所增加。

➧ **排尿量。** 人体排出尿量的多少因年龄不同差别很大，每天尿量的多少与液体的摄入量、气温的高低、食物的种类、活动量的大小及精神因素有很大关系。新生儿每天排尿量 200 毫升左右，婴儿 400~500 毫升，幼儿 500~600 毫升，学龄前儿童每天排尿量 600~800 毫升，成人每天尿量 1500 毫升左右为正常。

医学上把 1 岁的小儿每天尿量少于 30 毫升称为无尿。引起小儿少尿或无尿的常见原因如下：出生不到 24 小时的新生儿，因进奶和水少而无尿为正常现象。如果新生儿超过 48 小时仍无尿则多为异常，应查找原因。

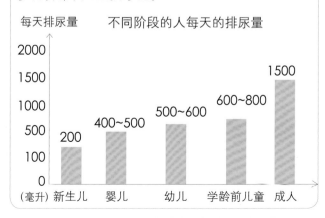

不同阶段的人每天的排尿量

宝宝拉绿便便了

宝宝拉绿色大便一般是由于以下原因而造成的，妈妈要注意对比，判断是何种原因造成宝宝拉绿色大便，并对症下药，选择适合宝宝的治疗方法。

» 病理性。宝宝在着凉、消化不良的情况下都有可能会出现溢奶、拉绿色大便的现象，如果有细菌感染，需要积极地治疗。如果化验情况正常，可能是宝宝消化不良或腹部受凉所致。

» 饥饿原因。在宝宝没吃饱的时候，宝宝因为饿而导致胃肠蠕动过快，使肠道中的胆红素尚未转换，就从大便中排出，便便就会变绿、稀。

» 消化问题。脂肪在消化过程中，消耗胆汁较少，多余的胆汁则从大便中排出，使大便呈绿色。如果妈妈认为宝宝吃得很多，那就是消化不良，可以给宝宝吃些益生菌。

» 铁质不吸收。吃含有铁质奶粉的宝宝，若不能完全吸收奶粉中的铁质，则大便呈黄绿色，大便中的白色颗粒较大，且较容易有臭味。

宝宝大便带血是怎么回事

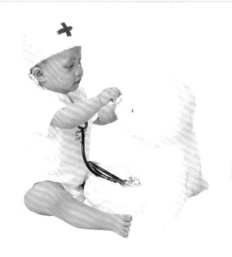

辣妈说

• 新妈妈要多关注宝宝的大小便。

• 如果大便有异样，新妈妈要注意收集大便，以便找医生进行化验。

• 小儿持续便秘，就会引起肛裂和便血。

遇上宝宝大便带血的情况，新妈妈不要慌乱，先初步判断宝宝大便出血的原因，再做下一步的处理。如果宝宝便血量少，且进食和睡眠正常，爸爸妈妈不用太过紧张。

» 大便带血的原因。痢疾：包括细菌性痢疾和阿米巴痢疾，有发热、大便次数增多、里急后重、便中混有新鲜血液及黏液等症状。出血性小肠炎：发热、腹痛、呕吐、大便次数增多并带有黏液、血液。肠套叠：宝宝阵发性哭闹，反复呕吐、腹胀，大便为果酱样，腹部可摸到肿块。

» 根据出血量的多少判断。潜血：少许消化道出血，肉眼看不到或不能分辨，需通过化验才能判定。少量便血：仅仅从肛门排少许血便，或内裤沾染少量血便。大量便血：短期内大量便血，24小时内出血超过全身总血容量的15%~25%。

» 根据出血颜色判断。新鲜血便：颜色鲜红，多数为接近肛门部位出血和急性大量出血。陈旧血便：颜色暗红，混有血凝块，多为距离肛门较远部位的肠道出血。果酱样血便：颜色暗红，混有黏液，是典型小儿急性肠套叠的血便。黑便：为小肠或胃的缓慢出血。

如果爸爸妈妈无法判断是什么原因引起的血便，最好还是尽快去医院检查一下。

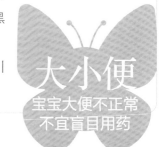

大小便
宝宝大便不正常
不宜盲目用药

新生儿大便有奶瓣怎么办

宝宝大便中有白色小块，俗称"奶瓣"，3个月以内的宝宝大便中有奶瓣是十分常见的现象，这与他本身消化系统发育不完善有关。当然，饮食也是一个原因，分两种情况，一种是母乳喂养，一种是人工喂养。

母乳喂养

» 原因：吃母乳的宝宝可能和妈妈的饮食喜好有一定的关联，也和宝宝消化道发育不完善有关。

» 建议：妈妈饮食不要过于油腻，摄入蛋白质不要太多，妈妈不要补钙过量，也要注意宝宝腹部保暖，若宝宝身高体重增长正常，妈妈就不用过于担心，平时给宝宝适当补充白开水，喂完奶后给宝宝进行腹部按摩，养成定时排便的习惯，必要时在医生指导下给宝宝吃点益生菌。

人工喂养

» 原因：是由于部分脂肪皂化后，与多余的钙相结合形成的，部分未吸收的物质就会形成"奶块"样东西，称蛋白块或脂肪球，这是正常情况，因为宝宝消化能力弱，所以冲调奶粉一定要按照比例冲调，浓度不能太高，按照正确方法转奶，可以按照少量多餐的方法给宝宝进行改善。

» 建议：建议妈妈两餐奶中间给宝宝适当补水，喂奶后半小时可以进行腹部按摩，也要观察一下宝宝是否有缺钙的症状，必要时在医生指导下给宝宝补充钙剂。

如果宝宝一直以来不管是喝母乳或是喝奶粉都有奶瓣，而且宝宝身高体重都达标，精神各方面都好，那就不要太担心，一般情况都是正常的，等宝宝大一点，消化系统发育完善一些后自然就不会有奶瓣了，实在不放心再带宝宝去看医生。

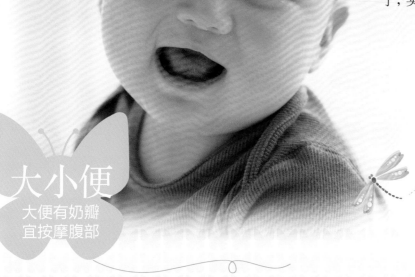

小贴士
如果宝宝精神状态良好，喝点益生菌调理一下就可以了。

大小便
大便有奶瓣
宜按摩腹部

排便后及时清洗屁股

　　每晚要给宝宝洗屁股，因为大便后总会有少量粪便污染肛门周围。而且，女宝宝的阴道分泌物、皮脂是细菌繁殖的良好环境；男宝宝残余尿液在包皮内沉淀，会形成有特殊臭味的白色奶酪样的包皮垢，它可刺激包皮发炎。

女宝宝外阴怎么护理

　　较之于男宝宝，女宝宝的外阴更要新妈妈细心护理，并且这个好习惯要一直坚持下去。

　　首先，每次给女宝宝换尿布以及每次大小便后，最好都要仔细擦拭宝宝的外阴。用柔软、无屑的卫生纸巾擦拭她的尿道口及其周围。擦拭时，方向由前向后，以免不小心让粪便残渣进入宝宝阴部。

　　其次，给女宝宝清洗外阴，最好坚持每天用温水清洗2次。女宝宝阴部的清洗顺序跟擦拭的方向一样，一定要从前向后。方法如下：

1 用一块干净的纱布从中间向两边清洗宝宝的小阴唇。再从前往后清洗她的阴部。

2 接下来清洗宝宝的肛门。尽量不要在清洗肛门后再擦洗宝宝的阴部，避免交叉感染。

3 再把宝宝大腿根缝隙处清洗干净，这里的褶皱容易堆积汗液。

4 最后，用干毛巾擦干水。

　　此外，女宝宝的尿布或纸尿裤要注意经常更换。为女宝宝涂抹爽身粉时不要在阴部附近涂抹，否则粉尘极容易从阴道口进入阴道而引发阴道炎症。

清洗男宝宝生殖器注意事项

　　爸爸妈妈需要注意男宝宝外生殖器的日常护理，因为男宝宝的外生殖器皮肤组织很薄弱，几乎都是包茎，很容易发生炎症。

　　清洗时要先轻轻抬起宝宝的阴茎，用一块柔软的纱布轻柔地蘸洗根部。然后清洗宝宝的阴囊，这里褶皱多，较容易藏匿汗污。腹股沟的附近，也要着重擦拭。清洗宝宝的包皮时，用你的右手拇指和食指轻轻捏着宝宝阴茎的中段，朝他身体的方向轻柔地向后推包皮，然后在清水中轻轻涮洗。向后推宝宝的包皮时，千万不要强力推拉，以免给宝宝带来不适。

清洗宝宝的屁屁之前，要先试试水温。

　　清洗男宝宝外生殖器的水，温度应控制在40℃以内，以免烫伤宝宝娇嫩的皮肤。最理想的温度是接近宝宝体温的37℃左右。

宝宝多大可以把大小便了

3个月后

大部分医生建议，3个月后再慢慢给宝宝进行把大小便训练。3个月以后，宝宝的大小便开始变得规律起来：一般每天大便三四次，小便10次左右。妈妈可以顺势培养宝宝定时排便的习惯。这样不仅减少妈妈换洗尿布的麻烦，还可以使宝宝的胃肠活动逐渐形成规律，能够锻炼宝宝括约肌的收缩功能和膀胱的储存功能，有利于宝宝的健康成长。

满月后

也有很多医生建议，满月后就可以给宝宝把大小便了。因为这个时候，宝宝的生活习惯还没有定型，不会进行反抗，只要妈妈引导得当，再加以适当的刺激，良好的排便习惯很容易就养成了。

特别提醒

无论是满月后还是3个月后开始把大小便，妈妈一定要注意，每次把大小便的时间不要太长，宝宝不愿意大小便时，就不要勉强，一定要循序渐进，逐渐形成良好的排便习惯。

把尿打挺，放下就尿怎么办

宝宝神经系统发育尚未完善，对大小便是不能自主的，全靠先天的生理功能自动排便。

把尿千万别太勤，因为长此以往，容易造成膀胱太小，不能积存太多的尿液。生活中有些宝宝动不动就有尿意，但每次只能尿一点点就是这个缘故。有很多妈妈，为了防止宝宝尿湿裤子，隔三岔五地把尿，宝宝不想尿时也总是把着，宝宝肯定会有情绪，自然会奋力抵抗。

妈妈要多观察宝宝的反应，并掌握宝宝尿尿的规律，判断宝宝马上要大小便的信号，根据规律定时给宝宝把尿，就不会出现把尿打挺、放下就尿的情况了。

在给宝宝把尿时，要利用固定的便盆、声音和姿势刺激宝宝的大脑，让宝宝形成对把尿的最初记忆，最终形成条件反射。把尿对培养宝宝日后生活自理能力有重要的意义。

🦋 新妈妈看过来

不要过早把大小便

新生儿对尿便排泄还没有什么意识，可是很多妈妈从宝宝一出生就开始训练宝宝大小便了，通过"嗯嗯""嘘嘘"的声音，或者把大小便的动作，让宝宝建立起排泄的条件反射。太早把大小便不利于宝宝的健康成长，容易造成宝宝脱肛的现象，甚至会埋下痔疮的隐患。

避免长时间把大小便

在把大小便时，如果不能判断宝宝是否需要便便或尿尿，就不要长时间把着宝宝了，因为这种把大小便的动作会让宝宝形成反射，尽管肠道没有大便，膀胱并没有充盈到排尿的程度，宝宝也会排大小便，结果就让宝宝老想尿尿，导致尿频的不良后果。

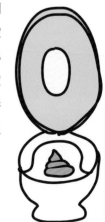

过早训练大小便没意义

在宝宝的神经发育过程中，使膀胱能够控制尿意的连接大概在接近 2 岁时才能够形成，所以，过早地训练宝宝控制小便是一件既不符合生理发育，又没有效果的事情。

不提倡过早训练大小便

由于宝宝生理特点的原因，宝宝还属于随意大小便的阶段，妈妈不要过早在这方面投入精力，即便有的宝宝在妈妈发出"嘘嘘"时就会排尿，也不过是建立了相关的条件反射，不是真正意义上、自由地、有控制地排尿或排便。

因为不是自主控制，所以宝宝的表现就很"不稳定"，有时把尿极其配合，有时一把就打挺，越把越不尿，放下他却尿，结果就是妈妈非把不可，宝宝焦躁不安，弄得大人孩子都不开心。

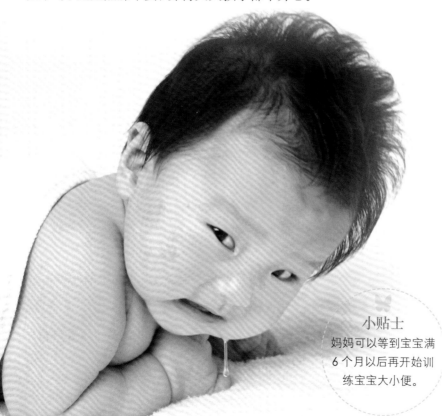

小贴士
妈妈可以等到宝宝满 6 个月以后再开始训练宝宝大小便。

过早训练大小便弊大于利

宝宝神经系统发育不完善，过早把尿、训练大小便既浪费父母的精力，又对宝宝的身心健康不利。宝宝的自尊心会因他认为父母会对他不能控制的错误不高兴而受到伤害。不利于早期亲子依恋关系的建立。宝宝情绪反感、拒绝的后果可能会导致便秘的发生。

过于频繁地把尿可能会造成宝宝尿频。过长时间让宝宝控便，可能会增加脱肛的危险，甚至会埋下痔疮的隐患，也影响宝宝建立积极的自我形象。

待宝宝大肠运动变得有规律，白天能连续保持 2 个小时尿布不湿，或者从小睡中醒来时尿布也是干的时候，可以考虑进行大小便的训练。这个时间一般在 2~2.5 岁。宝宝神经一旦发育成熟，不需要特别的训练就会控制得很好。让宝宝根据自己的时间表排泄，这样会比根据父母的时间表更好。

大小便
不宜过早
频繁把尿

尿布 or 纸尿裤，
一定要勤换

宝宝从出生到能够大小便自理，一直有尿布陪伴。老一辈人喜欢给宝宝用棉尿布，舒服还省钱，而新一代妈妈则喜欢用纸尿裤，方便、省心。究竟是用棉尿布好，还是用纸尿裤好呢？

尿布和纸尿裤配合着用

尿布大都是棉布材质，质地柔软，不会因为摩擦而使宝宝的小屁屁受伤，环保又省钱。缺点是宝宝尿尿后无法保持表面干爽，必须赶紧更换。新生儿一天可尿 20 次以上，所以换洗尿布，妈妈及家人会很辛苦。

纸尿裤使用方便，减少了妈妈的劳动，并且能使宝宝的小屁屁保持干爽。缺点是透气性差，花费高。

对比尿布和纸尿裤的优缺点，聪明的妈妈可以在外出和夜间使用纸尿裤，白天在家用尿布，既节省费用，又可发挥各自的优点。

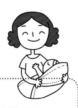

❦ 新妈妈看过来

怎么给宝宝换尿布

换尿布时：一只手伸入宝宝小屁屁的下方，托住宝宝的臀部和腰部抬起宝宝，在臀部下方铺平尿布。把宝宝的屁股放在尿布中间，然后按照包尿布的方法从两腿间折回尿布，注意不要盖住肚脐。

垫尿布时：要尽可能垫松一些，只垫上胯股部分即可。如果用尿布和衣服将宝宝的下半身勒得太紧的话，不仅会妨碍宝宝的腿部运动，也会妨碍宝宝的腹式呼吸。

纸尿裤使用注意事项

新妈妈要注意经常察看，根据具体情况决定更换纸尿裤的时间间隔。被粪便污染的纸尿裤要及时更换，以免宝宝患上尿布疹。

根据季节的不同，选用厚薄不一的纸尿裤，冬天可选择稍厚的纸尿裤，夏天则应选用轻薄的纸尿裤。

宝宝的皮肤细嫩，容易被擦伤，因此选用纸尿裤时要检查其两侧的松紧度，避免太紧伤害到宝宝的腿部皮肤。

纸尿裤要选择正规厂家、符合国家质量标准的合格产品。

纸尿裤的选购要点

市场上的纸尿裤有多种类型，很多妈妈不知道挑选什么类型的最适合自己的宝宝。这其实不难，关键还是要挑选透气性好、松紧适度、经济又实惠的纸尿裤产品。

透气

如果不是透气外层，宝宝的尿液存在纸尿裤中，分解后会产生氨，极易造成尿布疹。

松紧适宜

有的纸尿裤在两边用了很紧的橡皮筋，只穿一会儿宝宝的大腿根处就被橡皮筋勒得发红，要慎重选择这种纸尿裤。

价格与实用结合

有些产品虽然价格稍贵但是吸水量大，消耗量相对较少，仔细算来也许更经济实惠；如果要避免"红屁股"而经常更换，那么价格便宜的纸尿裤更实用。

妈妈可以根据需要，在白天选择后一类产品，夜间选择前一类产品，搭配使用。

尿布 PK 纸尿裤

尿布是否比一次性纸尿裤安全，这尚无定论，但它确实比纸尿裤环保一些，因为可以重复使用而占据一定的优势。通过下表比较，棉尿布和纸尿裤各有优缺点，最好的方法是：昼夜结合，搭配使用。

尿布 PK 纸尿裤

对比项目	尿布	纸尿裤
优点	吸水性强，使用舒适，透气性较好，对宝宝娇嫩的皮肤刺激小，安全； 可用质地柔软、吸水、透气性好的旧棉布、旧床单或旧衣裤改造而成，可重复使用，经济实用； 可以按时把尿，培养宝宝的排尿习惯	方便省事，整洁舒适，能迅速处理宝宝大小便问题； 晚上不用经常更换，有利于大人和宝宝充分休息
缺点	需要勤洗勤换，需要时间和体力的支持	透气性差，刺激宝宝的皮肤；经常更换，价格比较贵
适用时间	白天用	晚上用；带宝宝外出用
注意事项	不要选择易掉色的布料做尿布；及时丢弃变硬、吸水性差的尿布	一般三四个小时就需要换一片新的纸尿裤，宝宝拉大便要马上更换，若不及时更换易得尿布疹

大小便
纸尿裤
宜经常更换

如何给宝宝穿纸尿裤

越来越多的新妈妈愿意给宝宝用纸尿裤，因为纸尿裤方便，便于携带，用完可以随手扔垃圾桶，不需要重复清洗，省去了很多麻烦。那么，新妈妈真的知道怎样给宝宝穿纸尿裤吗？

妈妈提前准备这些：❤清水（清洗干净双手）❤软硬合适的床❤干净的床单或隔尿垫
❤干净的纸尿裤1片❤干净的湿毛巾或者婴儿专用湿纸巾

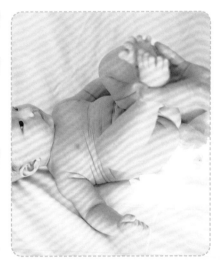 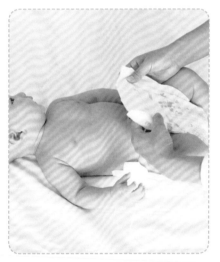 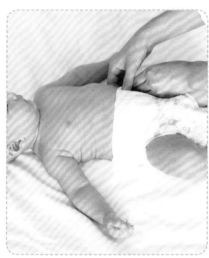

1 洗净双手，清洗宝宝屁屁，擦干水，保持干爽。将床单铺在床上，然后轻轻将宝宝放在床单上，铺开纸尿裤，放到宝宝小屁屁下面。

2 将纸尿裤提到两腿间撑平，不要揉在一起。注意不要太用力，以免压到宝宝的肚子，导致宝宝吐奶或者难受。

3 合上两侧，把纸尿裤两侧的胶带粘上。注意不要粘得太紧，否则会勒到宝宝软软的腹部，最好保持能留2根手指的空间。

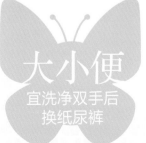

大小便
宜洗净双手后
换纸尿裤

如何给宝宝脱纸尿裤

宝宝尿湿了或者便便了，纸尿裤显色条变颜色了，
要赶紧给宝宝换掉纸尿裤。新妈妈不要手忙脚乱，
将宝宝轻轻放在干净的隔尿垫上，按照步骤操作，其实一点也不难。

妈妈提前准备这些：❈温水（清洗干净双手和宝宝的屁屁）❈软硬合适的床
❈干净的床单或隔尿垫❈干净的纸尿裤 1 片❈干净的毛巾或者婴儿专用温纸巾

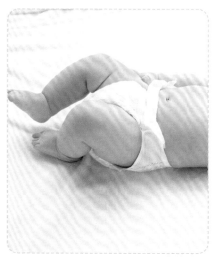 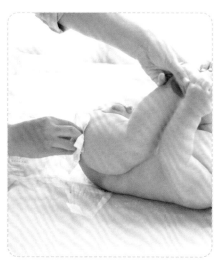 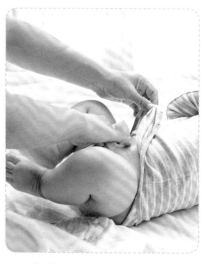

1 把宝宝轻轻放在铺了干净床单或者隔尿垫的床上，稍加安抚，然后解开纸尿裤的两侧。

2 用旧的纸尿裤或婴儿专用纸巾把便便或尿尿擦掉。

3 抓住宝宝脚踝，提起宝宝屁屁，卷起纸尿裤，抽出来。然后用毛巾蘸温水擦洗宝宝的屁屁及被污染的部位，擦干水。

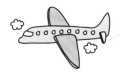

纸尿裤对男宝宝无害

男宝宝穿戴纸尿裤不会造成成年后不育。有人担心纸尿裤的包裹会影响阴囊温度，其实无论是使用尿布还是纸尿裤，都会提高阴囊内的温度，但到目前为止还没有证据说明使用纸尿裤与男性不育有关。而且，男宝宝在使用纸尿裤时，阴囊内还没有精子形成。正确使用纸尿裤引起的温度变化，是不会对宝宝青春期的生殖健康产生不良影响的。

纸尿裤所用的原料相当于一层能吸收并留住尿液的布料，吸收尿液后，不会产热。宝宝尿湿后，尿液在纸尿裤的吸收层迅速扩散，其温度很快下降。实验结果显示，使用纸尿裤的阴囊平均温度为35.7~36.4℃，不会对男宝宝造成任何伤害。由此可见，"使用纸尿裤导致男婴将来不育"是一种不科学的说法。

大小便
宜选择合适
型号的纸尿裤

何时该给宝宝换纸尿裤

婴儿纸尿裤具有吸湿性强，可保持表面干爽，不易产生尿布疹的特点，为妈妈带来了不少便捷，但由于纸尿裤多采用塑料膜作为外部隔水层，因而大大限制了其透气性。

如果长期不给宝宝更换纸尿裤，宝宝可能会有红屁屁、皮炎的发生，所以在给宝宝使用纸尿裤时，应经常更换，使宝宝感到舒适的同时，避免疾病的发生。

月龄不同，纸尿裤的更换频率也不同

新生儿时期由于膀胱未发育完全，不能将小便在体内存留很久，所以纸尿裤更换次数会多些，一般24小时内更换纸尿裤的次数可达10次之多，每次喂奶前后、宝宝大便后、睡觉前均需更换纸尿裤。

婴幼儿时期，宝宝则白天可以3小时换一次，大一点时可以4~6小时换一次，晚上可以一夜换2次或是1次即可。

另外，纸尿裤的型号大小也要随着宝宝的月龄和体重的变化而及时更换。现在市面上很多纸尿裤的型号大小都标注有宝宝的体重适用范围，新妈妈可以根据这个范围和自己宝宝的实际情况来选择。

新妈妈看过来

更换纸尿裤要注意

更换纸尿裤时手部要干燥清洁，在宝宝穿上新的纸尿裤前可在臀部涂一些护臀软膏等，以预防"红屁股"。

更换纸尿裤时注意不要包得太紧，否则易导致红臀、皮炎等发生。

尽量选择吸湿力强、有透气腰带和腿部裁剪设计、大小适合的纸尿裤，这样宝宝穿着舒适，对宝宝皮肤也有好处。

脏尿布的处理

使用传统尿布时，清洗与消毒是非常重要的。新生儿每天用的尿布很多，可每天集中清洗几次。如果尿布上只是尿湿，可以将尿布用清水浸泡，然后进行清洗。如果是大便，则需要先将大便清理干净，用婴儿专用肥皂清洗，然后再用清水冲洗干净。

清洗干净的尿布要消毒。可以将洗干净的尿布集中用沸水烫一下再晾干，也可以将洗好的尿布放在阳光下暴晒。注意给宝宝洗尿布时，尽量少用碱性太强的去污剂。如果使用，一定要冲洗干净，以免刺激宝宝的皮肤。

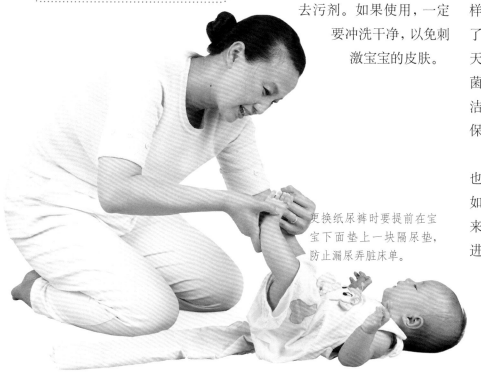

更换纸尿裤时要提前在宝宝下面垫上一块隔尿垫，防止漏尿弄脏床单。

纸尿裤的处理

很多妈妈都遇到这样的情况，用完的纸尿裤扔在垃圾桶里，会导致整个屋子里都是宝宝便便的臭味；在出外游玩的时候，周围没有垃圾桶，而用完的纸尿裤不能随便乱扔，否则会造成环境污染，那该怎么办呢？遇到这样的问题，新妈妈完全不用担心。

如果你是在家里，完全可以在换纸尿裤的时候，把换下来的纸尿裤卷起来，用纸尿裤原有的粘胶粘好，然后用塑料袋将其包起来，再扔进有盖的垃圾桶里，这样，味道就不会再弥漫整个屋子了。并且，家里的垃圾桶最好半天拿出去倒一次，这样，可避免细菌的蔓延，也保证了家里环境的洁净。给宝宝一个干净的环境是保证宝宝健康成长的前提。

如果是在外面郊游，新妈妈也可以采取用塑料袋包裹的措施，如果有报纸，也可以用报纸包起来，等到了有垃圾桶的地方，再扔进垃圾桶里也不迟。

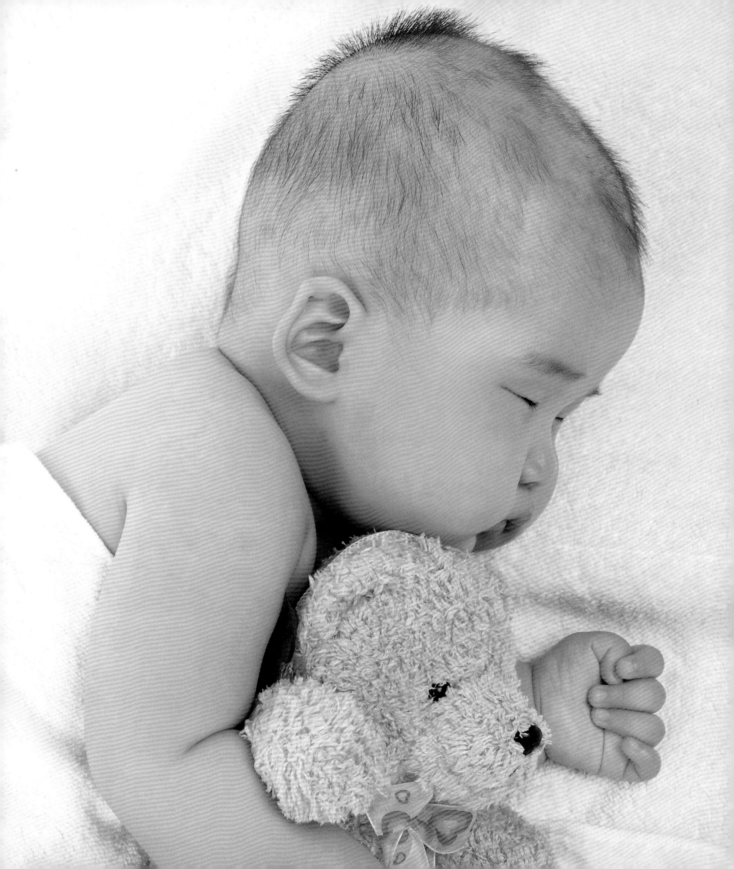

睡眠与居家

睡眠是宝宝生活中最重要的内容之一，新生儿每天有18~20小时的睡眠时间，睡眠总时长会随着月龄的增长而逐渐减少。宝宝在睡眠的过程中逐渐成长。从新生儿时期开始，就要掌握宝宝的睡眠节奏，及时纠正不良习惯。

怎么老是
呼呼大睡

很多新妈妈不明白为什么新生儿除了吃奶，一整天几乎都在睡觉。其实，睡眠是新生儿生活中最重要的一部分，新生儿每天有 18~22 个小时是在睡眠中度过的。宝宝的睡眠总时间会随着月龄的增长而逐渐减少。新生儿期，宝宝只有饿了，想吃奶时才会醒过来哭闹一会儿，吃饱后又会安然地睡着。但有时处于深度睡眠，有时处于浅度睡眠，有时也会处于瞌睡状态。

宝宝睡多久才正常

其实，新生儿每天睡 18~20 小时是很正常的现象，到两三个月时会缩短到 16~18 小时，4~9 个月缩短到 15~16 小时。随着月龄的增长和身体的发育，宝宝玩耍的时间会慢慢加长，所以睡觉的时间也开始慢慢缩短，到 1 岁时才能逐渐形成午睡 1 次，晚上睡整晚的基本生活规律。

跟妈妈睡还是单独睡

现代亲密育儿法提倡母婴同室。宝宝从一出生就要和妈妈待在一起，要充分进行肌肤接触。蒙台梭利的教育理念就说，童年宝宝的智慧都是通过父母对其身体的触摸获得的。所以，家人一定不要吝啬你的抚摸和拥抱。

宝宝最喜欢妈妈身上熟悉的味道，所以，新妈妈也要多抚摸、拥抱宝宝。尤其是在晚上，最好跟宝宝一起睡，这样方便晚上哺乳，而且如果宝宝晚上醒来，看到妈妈在身边，感受到妈妈熟悉的气息，会很快入睡。

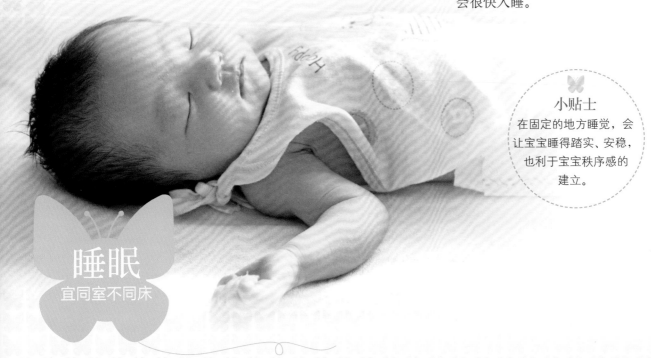

小贴士
在固定的地方睡觉，会让宝宝睡得踏实、安稳，也利于宝宝秩序感的建立。

睡眠
宜同室不同床

宝宝的睡眠姿势

有人说，趴着睡的宝宝聪明，但是目前还没有科学依据能证明这一点。育儿专家建议，小于3个月及生病的宝宝不宜趴睡，以防发生窒息等意外。其实，究竟哪种睡姿对宝宝最有利，目前并没有科学的定论，不过，新手爸妈可以了解一下3种睡姿各自的优缺点，再根据自家宝宝的情况灵活掌握。

俯卧

▶ 优点：睡沉时更有安全感，容易睡得熟，从而减少哭闹，有利于神经系统的发育；有益于胃的蠕动及消化；还可使宝宝受抬头挺胸的带动，锻炼颈部、胸部、背部及四肢等大肌肉群，进而有利于翻身和爬行的训练。

▶ 缺点：因为宝宝的头较重，而颈部力量不足，在不会自如地转头或翻身时，口鼻易被枕头、毛巾等堵住，就会造成窒息，甚至危及生命；胸腹部紧贴床铺，不易散热，容易引起体温升高，或者由于汗液积于胸腹而产生湿疹；另外，趴着睡时，宝宝的四肢不易活动。

侧卧

▶ 优点：右侧卧可减少呕吐或溢奶，因为胃的出口与十二指肠均在腹部右侧；可帮助肺部痰的引流；侧卧可以改变咽喉软组织的位置，减少分泌物的滞留，使宝宝的呼吸更顺畅，也就不会打鼾了。

▶ 缺点：左侧卧易引起呕吐或溢奶，维持姿态比较累，需要用枕头在前胸及后背支撑。

仰卧

▶ 优点：不必担心窒息，口鼻直接向上接触空气，一般也不会有外物遮挡而影响呼吸。可直接观察宝宝睡况，口鼻是否有过多分泌物；有没有呕吐；脸色有怪异表情或脸色不正常等均可立即发现，并采取措施。四肢活动灵活，四肢不受局限，使宝宝睡眠比较放松、自在。

▶ 缺点：易发生呕吐，胃的生理结构使仰卧时胃容物易回流食管造成呕吐；而且吐出物不易流出口外，会聚积在咽喉处，容易呛入气管及肺，发生危险；心理上安全感较小，不易熟睡；胸腹部皮肤较薄易散热，如没有采取适宜的保暖措施，容易引起着凉。

> ✿ **新妈妈看过来**
>
> 宝宝会抬头时，脊椎弯曲，肩部也逐渐增宽，这时候就可以开始用枕头了。
>
> **宝宝枕头的高度**
>
> 宝宝枕头的高度以2~4厘米为宜，软硬度也要合适。
>
> **宝宝枕头的枕芯**
>
> 枕芯一般以荞麦皮或泡过茶后晒干的茶叶为好，不但软硬度合适，吸湿性、透气性也强，而且能清洗。有些老人爱给宝宝用绿豆、蚕沙等做枕芯，这是不可取的。较硬的枕芯会硌破宝宝娇嫩的头部皮肤。

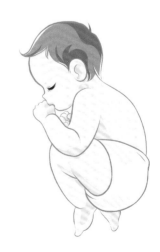

创造安睡的好环境

充足的睡眠时间和优质的睡眠质量，对促进宝宝的生长发育、智力发育和增加抗病能力都有帮助。要想使宝宝睡得安稳，爸爸妈妈就得首先给宝宝创造一个睡得安稳的好环境。

辣妈说

• 保证室内空气有一定湿度，干燥季节可使用加湿器为空气加湿。
• 宝宝睡觉的房间，灯光最好要亮度小点。
• 夏季温度太高时，可以适当开空调降温。

▶ 避免喧闹、嘈杂。不要在宝宝的房间里看电视，以免使他不愿意睡觉或难以入睡。

▶ 不要过于兴奋。睡前不要让宝宝过于兴奋，以免刺激宝宝的神经，导致宝宝难以入睡。

▶ 音乐可以促进宝宝睡眠。可以适当放些轻缓的催眠曲，或者妈妈带着宝宝哼宝宝平时喜欢的歌谣，帮助宝宝进入睡眠的状态。

▶ 合适的室内温度。室温要适中，保持在 16~23℃，过低、过高或保暖过度，都会使宝宝不舒服而不能很快进入睡梦中。

▶ 睡觉时要关灯。应关灯睡眠，避免强烈光线刺激。

▶ 床要软硬合适。过软的床会影响宝宝脊椎和骨骼发育；过硬的床会使宝宝睡不踏实。

睡眠
睡前不宜
过于兴奋

培养按时睡眠习惯

宝宝的健康与睡眠有密切关系，有些宝宝睡眠很有规律，总是在晚上一个固定的时间睡觉，又在早上一个固定的时间醒来，对这些宝宝，父母只要按照他们的睡眠规律安排就可以了。

辣妈说

• 宝宝睡着后，妈妈可以将手指压在宝宝的下巴，以拔出乳头。
• 宝宝要睡觉时，即使家里有客人来也一定要让宝宝按时睡觉。

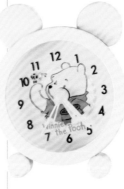

▶ 让宝宝早点睡觉。有的宝宝喜欢受爸爸妈妈的作息时间影响而晚睡，这时爸爸妈妈就要注意，晚上让宝宝早点睡觉，在宝宝睡觉后不要在房间开灯，避免制造太吵闹的声音而影响宝宝的睡眠。

▶ 晚上不要玩得太晚。有的父母晚上喜欢陪宝宝玩，使他们的情绪过于兴奋，难以入睡。应当注意的是，父母要逐渐掌握宝宝要睡眠的表现，最好在他刚一发困时就要让他上床，不要等很累了才让他睡觉，要逐渐培养宝宝按时入睡的习惯。

▶ 不要让宝宝养成含着乳头睡觉的习惯。如果宝宝吃完了奶，已经睡着，妈妈应该轻轻拔出乳头，将宝宝放到床上睡。

做好睡前准备

做好入睡前准备，使宝宝意识到"我应该睡觉了"。这些准备活动对每个宝宝都不一样，有的宝宝喜欢在睡前洗个热水澡，使全身放松、舒适，然后换上舒适、宽松的睡衣，那么父母就一定要这样去做。

> 干干净净睡觉。给宝宝换上干净尿布，放入睡袋中，避免踢掉被子受凉，这样会让他感到很舒服。寒冷冬天不能每天洗澡时，可在睡前洗脚、洗臀部、洗脸等。

> 吃饱了再睡觉。不要让宝宝睡眠中感到饥饿，睡前

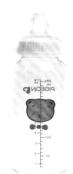

半小时应让宝宝吃饱，较大的宝宝可在晚餐时吃一些固体食物，如干饭、稠一点的面条、蛋炒饭等。但也不要过饱，否则同样会使宝宝睡不沉。

> 睡前不要太兴奋。不要让宝宝精神太兴奋，如睡前频繁大声逗笑等。可经常在入睡前播放一些轻松、优雅的音乐，形成睡眠条件反射，使宝宝一听到音乐就有了睡觉意识。

辣妈说

• 可在睡前给宝宝洗个热水澡，水温不要太高。

• 睡前喝点牛奶有助于宝宝睡个好觉。

• 避免频繁更换催眠曲，让宝宝处于兴奋状态而不入睡。

做好睡眠中的护理

宝宝睡着后，可能会因为生理性原因，而睡不安稳，哭闹着醒来，影响大人的休息和第二天的工作。如果在睡眠中加以正确的护理，宝宝就能睡个安稳觉了。

> 同室不同床。从宝宝的身心需求来说，最好让他与父母睡在一间房间里，晚上多抱抱宝宝，有些宝宝在身心健康方面依赖于父母与他的身体密切接触。

> 轻拍宝宝，给他安全感。在浅睡眠的过程中，各种原因如声音、房间过冷过热或饥饿、大小便等，都可能会使宝宝频繁翻身、哭闹，这时，只要稍微拍拍或搂紧他，使他感到爸爸妈妈在旁边照顾他，内心有了安全感，就会很快入睡。

辣妈说

• 如果宝宝睡婴儿床，可以将小床放在妈妈的大床旁边，以便于晚上喂奶和护理。

• 宝宝晚上哭闹时，有可能是做噩梦了，也可能是成长疼痛。

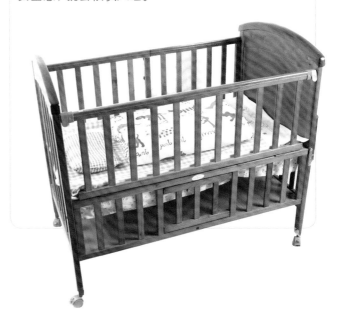

觉少宝宝
不用愁

充足的睡眠是宝宝健康的保证。睡眠不足会影响宝宝的成长,尤其是大脑发育。但根据宝宝的个体差异,充足睡眠的标准是不一样的。10~20 个小时,都属于正常的范围。一般说来,判断宝宝睡眠是否充足的简单方法就是观察宝宝的情绪。睡眠不足的宝宝情绪不好,食欲缺乏,容易啼哭,身体发育缓慢。

不要强迫宝宝睡觉

对于睡眠时间比一般婴儿短的短睡型宝宝来说,如果父母在他毫无睡意的情况下强迫其睡眠,宝宝就有可能被塑造出无法安心入睡的倾向。宝宝的生活规律违背了其自身的生物钟,结果会使他觉得睡眠是一种负担而害怕睡眠,父母愈强迫,他愈难以入睡,即使长大了也有睡眠困难或睡眠障碍的倾向,这对宝宝的身心健康发展是不利的。

新妈妈要注意观察,宝宝睡眠少是否伴随其他异常现象,如果宝宝身体发育正常,也无任何其他不对劲,那么睡眠少可能就仅仅是宝宝的睡眠特点,不意味有什么病变,妈妈就不必太着急了。

宝宝只要睡眠有规律,觉醒时精力充沛、情绪愉快即可,而不能以睡眠的时间长短来判定宝宝生活是否正常,更不能在宝宝毫无睡意时强迫其睡眠。

小贴士
宝宝觉少,如果不是特别严重,醒着时很精神,妈妈也不用过于担心。

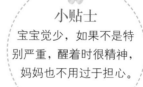

睡眠
宜观察觉少
宝宝的精神状态

调整好宝宝的睡姿

宝宝的睡眠质量与睡姿有很大的关系，但刚出生不久的宝宝还不能自己控制和调整睡姿，为了保证宝宝拥有良好的睡眠，父母可以帮助宝宝选择一个好的睡姿。一般来讲，他的睡眠姿势分为 3 种，各有利弊。

▶ 仰卧睡姿。这是最常见和最被广泛使用的一种姿势，这种姿势下，宝宝的头部可以自由转动，呼吸也比较通畅。缺点是头颅容易变形，几个月后宝宝的头就被睡得扁扁的，这与长期仰卧睡觉有着一定的关系；另一个缺点是宝宝吐奶时容易呛到气管。

▶ 俯卧睡姿。俯卧睡姿是国外，特别是欧美国家常常采取的姿势，他们认为俯卧时宝宝血氧分压比仰卧时高 5~10 毫米汞柱，这就是说，俯卧时肺功能比仰卧时要好。另外俯卧时宝宝吐奶不会呛到气管内，头颅也不会睡得扁平。这种睡姿的缺点是，因为宝宝还不能自己转头，俯卧睡姿容易把口鼻堵住，影响呼吸功能，甚至引起窒息。

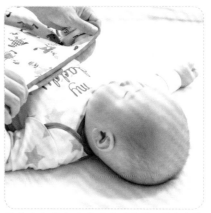

防止宝宝着凉 宝宝睡着了之后，要注意给他搭上个小被子，防止着凉。

▶ 侧卧睡姿。侧卧能使宝宝肌肉放松，提高睡眠的时间和质量。同时右侧卧能避免心脏受压迫，还能改变咽喉软组织的位置，并能保证宝宝的呼吸顺畅，使胃里的食物顺利进入肠道。但由于此时宝宝头颅骨骨缝没有完全闭合，长期侧卧可能会导致宝宝头颅变形，所以在给宝宝采取侧卧时要注意左右侧卧交替。

▶ 正确的睡眠姿势，应是侧卧和仰卧睡姿相结合。父母要经常帮助宝宝变化睡眠姿势，这样既可避免头颅变形，又能提高宝宝颈部的力量。等宝宝会翻身了，定会找到自己最习惯、舒适的睡眠姿势。

别轻易叫醒熟睡的宝宝

有些新手爸妈担心宝宝饿着或被湿湿的尿布包裹，常常会隔几个小时就把宝宝叫醒，喂奶或者换尿布。这样的做法不利于宝宝健康。

宝宝非常需要睡眠。宝宝快速的新陈代谢和成长，需要充足的优质睡眠才能保证，而且如果宝宝饿了，或因为便便不舒服了，他自己会用哭声提醒爸爸妈妈。所以爸爸妈妈不要过于担心，尽量少叫醒熟睡中的宝宝。若宝宝在睡梦中便便了，爸爸妈妈发现后，可以在宝宝睡梦中为他换好干净的尿布，未必非要叫醒宝宝。

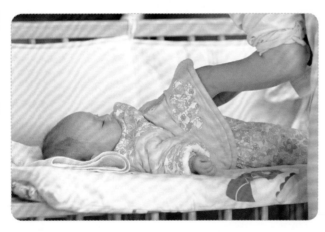

睡前要脱衣服 冬天，宝宝熟睡之后，最好把穿在宝宝身上的衣物脱掉，否则，等再起来时，如果不加衣服，容易感冒着凉。

睡眠
不宜一哭就喂奶

晚上宝宝哼唧，先别急着喂奶

很多妈妈看到宝宝晚上哭醒会以为宝宝饿了，然后就给宝宝喂奶，其实这是一个很不好的习惯，这样做反而会形成宝宝晚上睡醒了要吃奶的习惯。晚上宝宝哼唧，可能的原因有以下几种：

❱ 积食、消化不良，上火或者晚上吃得太饱也会导致睡眠不安。

❱ 母乳宝宝恋奶，这个是很多母乳宝宝都存在的情况，需要妈妈客观对待。

❱ 有了尿意或者是尿了。有可能宝宝因为有了尿意才哼唧的，这时，如果已经用了纸尿裤的话，一般不用管，但是也要注意纸尿裤不要包得太紧，否则宝宝会不舒服。

❱ 生病了，如感冒发热等。

应对措施

对 4~6 个月的宝宝哭闹，不要及时做出反应，可等待几分钟，因为多数宝宝夜间醒来几分钟后又会自然入睡。如果不停地哭闹，父母应过去安慰一下，但不要亮灯，也不应逗宝宝玩、抱起来或摇晃他。如果越哭越甚，等 2 分钟再检查一遍，并考虑是否饿了、尿了，有没有发热等病兆等。

如果宝宝没有其他不适的原因，夜里常醒的原因很大一部分是习惯了，如果他每次醒来都立刻抱他或给他喂东西的话，就会形成恶性循环。建议宝宝夜里醒来时，不要立刻抱他，更不要逗他，应该拍拍他，想办法安抚他，让他再次睡去。

宝宝睡不踏实怎么办

一放下就醒

有的妈妈会遇到这样的情况：宝宝在怀里时多数时候很乖，很容易睡着，一放下来就很快醒过来，而且会哭。有时候他一醒过来哭时喂他奶就会好，有时候喂奶也不吃，还是哭，抱一会儿就睡过去了，可是放下后又哭醒。宝宝是不是身体哪里不舒服呢？

其实，这是宝宝睡觉不踏实的表现，因为宝宝看着是睡着了，其实还处于浅睡眠的状态，所以，一放到床上他就醒过来，那就需要妈妈慢慢调整宝宝睡眠的习惯。

纠正睡觉坏习惯

一开始时，妈妈就不要抱着宝宝睡觉，如果宝宝已经习惯了让妈妈抱着睡，从现在开始马上纠正还来得及。妈妈不必小心翼翼、轻手轻脚地把宝宝往床上放，大胆地把宝宝放下，开始时他一定会哭闹着抗拒，让他发一会儿脾气，妈妈可以躺在一边轻拍宝宝，避免宝宝呛着。当宝宝睡着后，在他身边放两个枕头，紧挨着他，让他以为是妈妈在身边，这样宝宝就能睡得久一点。宝宝平时哭闹时，也要延迟抱起他的时间。另外要到医院查一查，看看宝宝是否缺钙。

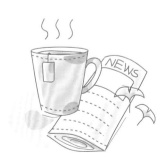

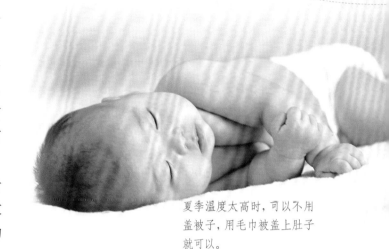

夏季温度太高时，可以不用盖被子，用毛巾被盖上肚子就可以。

不要养成抱睡的坏习惯

不宜抱睡

新生儿初到人间，需要父母的爱抚，但新生儿也需要培养良好的睡眠习惯。抱着宝宝睡觉，既会影响宝宝的睡眠质量，还会影响宝宝的新陈代谢。

另外，产后妈妈的身体也需要恢复，抱着宝宝睡觉，妈妈也得不到充分的睡眠和休息。所以，宝宝睡觉时，要让他独立舒适地躺在自己的床上，自然入睡，尽量避免抱着睡。

不宜摇晃哄睡

摇晃着哄宝宝睡觉是一些妈妈的"看家本领"，哭得越凶，摇得越起劲。过分猛烈的摇晃动作会使宝宝大脑在颅骨腔内不断受到震动，轻则影响脑部的发育，重则使得尚未发育成熟的大脑与较硬的颅骨相撞，最终造成颅内出血，这对10个月内的宝宝尤为危险。

防止宝宝昼夜颠倒

刚刚升级做了新妈妈，总是会遇到宝宝的各种问题。如果宝宝白天睡得香，怎么叫都叫不醒，晚上清醒得很，使劲折腾，爸爸妈妈肯定会特别烦恼。

婴儿期的宝宝无法分辨白天和夜晚，所以经常会出现白天睡觉，晚上起来玩耍的情况，也就是我们常说的睡眠颠倒。这种情况经常会弄得一家人晚上都睡不成觉，影响白天的生活和工作。

减少白天的睡眠

婴儿期的宝宝白天觉也比较多，但如果宝宝睡颠倒了，还是应尽量减少他白天的睡眠时间。早上早点叫醒他，减少他中间睡觉时间。如果宝宝想喝奶或者想尿尿，就借机叫醒宝宝，只要宝宝不闹，就多逗宝宝玩，减少宝宝白天的睡觉时间。但要注意，不能光玩不让宝宝睡，太累的话晚上也会睡不着的。

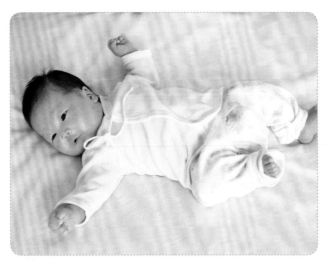

白天多陪宝宝玩 轮流陪宝宝玩耍，让他减少睡眠时间，晚上宝宝才能睡得好。

宝宝睡颠倒跟爸爸妈妈也有关系

有的家庭习惯晚睡，到了十一二点爸爸妈妈还在玩电脑或者看电视，家里灯火很亮，这样宝宝会认为现在是白天，不是睡觉时间。所以爸爸妈妈首先要做到自己早睡早起，有正常的作息时间，这样才有助于培养宝宝正常的生物钟。

多带宝宝到户外活动

白天，宝宝睡醒吃饱后，如果天气好，可以带宝宝到户外散步，比如说附近的公园、广场都可以。宝宝接触到外面新鲜的事物，就会充满好奇，会很兴奋，不睡觉也不会闹，这样既减少白天睡眠的时间，还能提高宝宝的免疫能力，提高夜晚睡眠质量。

睡前洗热水澡

睡前给宝宝洗热水澡，让宝宝全身放松，促进血液循环，有助于睡眠。洗澡前不要给宝宝喂奶，洗澡时大人扶着宝宝，让他的小手小脚在水里尽情地扑腾，扑腾累了就能睡个好觉。然后给宝宝换上睡觉穿的宽松的衣服，就可以入睡了。

营造睡觉氛围

宝宝太小，没有辨别早晚的能力。所以营造睡觉的氛围是很重要的。睡前给宝宝喂奶、把尿，喂完奶记得要给宝宝拍嗝，将家里的灯光调暗，可以给宝宝哼摇篮曲，最后等宝宝安静以后关灯。

晚上不要打扰宝宝

婴儿期的宝宝睡觉时经常会笑、会咧嘴、会哼唧，不用担心，这是宝宝浅睡眠的表现。不要一遇到这种情况就赶紧去拍宝宝，这样反而会影响宝宝睡觉。如果宝宝在半夜醒了，要赶紧轻拍宝宝，让他尽快入睡。以免宝宝醒后不睡觉，造成睡眠颠倒的情况。

不要过分迷信让宝宝自己睡的说法

有的妈妈依照网上的说法，培养宝宝独立睡觉的习惯，但是，如果方法不当，宝宝不仅不睡，还会大哭不止。因为有的宝宝可能还没有养成自己睡的习惯，突然这样，会用哭来表示抗议。爸爸妈妈应该找合适的时间，慢慢来，先让他躺着哄睡，再抱一抱，逐渐减少抱的时间，最后让他自己躺着睡着。

宝宝缺钙也会影响睡眠

如果宝宝缺钙，就算他睡着了也会很容易惊醒，影响睡眠质量，更影响宝宝发育。所以，宝宝晚上不睡，还要确定是否是缺钙，如果是缺钙引起的，那么要及早咨询儿科医生，为宝宝补钙。

不管用什么方法，都不可能立竿见影。要想改变宝宝睡觉日夜颠倒的情况，爸爸妈妈要有耐心，要坚持下去，在宝宝闹觉的时候要多哄哄宝宝，不要生气或者对宝宝大喊。时间久了，宝宝就会按照爸爸妈妈的意愿养成良好的睡眠习惯，形成规律的作息。

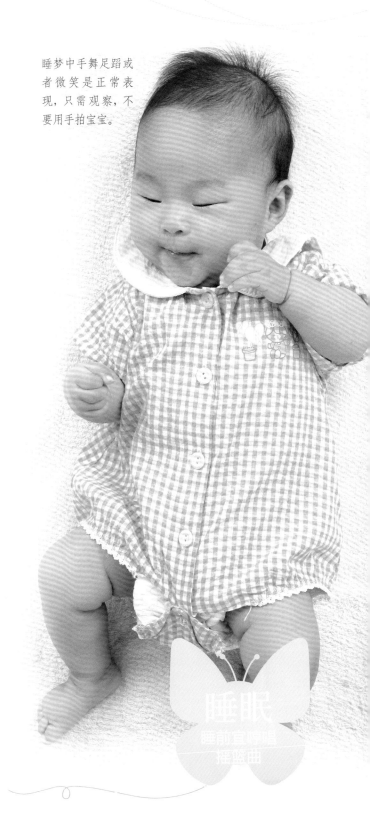

睡梦中手舞足蹈或者微笑是正常表现，只需观察，不要用手拍宝宝。

睡眠
睡前宜哼唱摇篮曲

宝宝夜啼有高招

夜啼是指宝宝白天表现良好，到晚上就啼哭吵闹不止。人们习惯上将这些宝宝称为"夜哭郎"。这是婴儿时期常见的睡眠障碍，可能与宝宝的神经系统发育不完全或者一些疾病导致神经功能调节紊乱有关。当然，如果是因为饥饿、大小便等引起的啼哭不在此病范围之内。

对于婴儿来说，他们的生长激素在晚上熟睡时分泌量较多，从而促使身高增长。若是夜啼长时间得不到纠正，宝宝身高增加的速度就会显得缓慢。所以宝宝一旦"夜啼"，父母应积极寻找原因并及时解决，以免影响宝宝的生长发育。

宝宝晚上哭闹的原因有多种

➤ 生理性哭闹：宝宝的尿布湿了或者裹得太紧、饥饿、口渴、室内温度不合适、被褥太厚等，都会使宝宝感觉不舒服而哭闹。对于这种情况，父母只要及时消除不良刺激，宝宝很快就会安静入睡。

➤ 环境不适应：有些宝宝对自然环境和时间不适应，黑夜白天颠倒。对于这种情况，父母可以设法减少宝宝白天睡觉的次数和时间，多哄他玩，延长清醒时间来缓解。

➤ 疾病影响：某些疾病也会影响宝宝夜间的睡眠，对此，父母要及时带宝宝去看医生。

家庭护理

➤ 先观察宝宝是不是因饥饿、排便或太热而哭。

➤ 排除因为其他疾病，如发热、佝偻病等引起的啼哭。

➤ 培养宝宝良好的睡眠习惯，不要盖得太多，也不要让宝宝受凉。

➤ 晚上睡觉前不要让宝宝吃得太多，以防积食，胃不舒服。

➤ 如果夜间哭闹时间相对固定，排气后哭闹停止，可以帮助宝宝揉揉肚子，尽快排出气来。这种哭闹多发生在 3~6 个月的宝宝，等宝宝长大些时可自行缓解。

小贴士
宝宝在睡梦中哭泣，不要立刻抱起他，可以适当轻拍，使其再次入睡。

睡眠
睡梦中不宜一哭就抱

宝宝睡眠6不宜

随着宝宝月龄的增大，他白天睡眠的时间缩短了，夜间睡眠时间相对延长，妈妈要学习避开睡眠中的不宜，以促进宝宝身体的发育成长。

不宜含着乳头或奶嘴睡

含着乳头或奶嘴睡会影响宝宝牙床的正常发育及口腔清洁卫生；过分频繁的进食习惯，容易使胃肠功能紊乱；同时含着乳头或奶嘴睡容易呼吸不畅，导致睡眠质量下降，甚至可能引发窒息。

环境不宜过分安静

宝宝一般在三四个月时就开始自觉地培养"抗干扰"的调节能力了，自然的"家庭噪音"更利于宝宝安然入睡，人为、刻意制造的极度安静环境反而不利于宝宝良好睡眠习惯的形成。

白天不宜睡得过久

晚间睡眠不足而白天嗜睡的宝宝不仅生长发育缓慢，而且注意力、记忆力、创造力和运动技巧都相对较差。

不宜在睡前过分关照

让宝宝逐渐形成以自然入睡的形式自己进入睡眠状态，不要让宝宝习惯于将自己的入睡与亲人的关照紧紧联系在一起。

不宜过度摇睡

婴儿的大脑发育尚未完善，过于猛烈的摇晃动作，会令宝宝大脑与颅骨撞击，对宝宝的健康，以及大脑发育产生严重影响。所以新手爸妈都要切记，不要过度摇晃宝宝。

不宜亮灯睡

宝宝对环境的适应能力远不如成人，如果夜间睡眠环境如同白昼，宝宝的生物钟就会被打乱，不但睡眠时间缩短，生长激素分泌也会受到干扰，导致宝宝个子长不高，或体重轻。

❈ 新妈妈看过来

睡梦中不要一哭就抱

有些宝宝在睡梦中会哭起来，这种情况不要立即就抱，新妈妈可以采取以下方法诱导宝宝再次安然入睡：

妈妈靠近宝宝，用手轻轻抚摸他的头部，由头顶向前额方向，一边抚摸一边发出单调、低弱的"哦哦"声。

或者将宝宝的单侧或双侧手臂按在胸前，保持在胎内的姿势，使宝宝产生安全感，就会很快入睡。

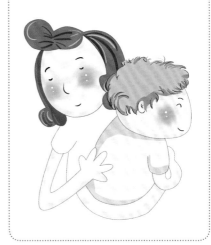

好环境好床品，
当然好睡眠

给宝宝创造一个良好的睡眠环境是宝宝健康成长的前提。宝宝睡觉时，室内的温度最好在 16~23℃，空气相对湿度在 50%~60%；卧室要安静、清洁，不要有穿堂风；夏季天气热时，可让宝宝睡在棉麻布上，最好不要使用凉席；冬天注意保暖。另外，还要注意宝宝的床品选择、室内开不开灯等问题。

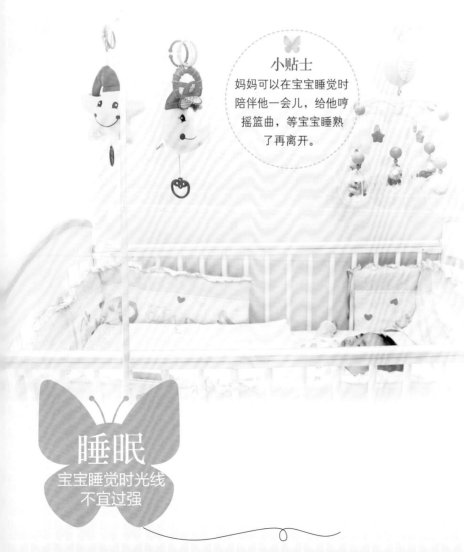

小贴士
妈妈可以在宝宝睡觉时陪伴他一会儿，给他哼摇篮曲，等宝宝睡熟了再离开。

睡眠
宝宝睡觉时光线不宜过强

不要开灯睡觉

很多妈妈担心宝宝一个人睡觉时怕黑，总会给他在床头留一盏灯，这看来似乎是很温馨的画面，实际上却蕴含了不健康的生活习惯。

其实，床头的灯光不仅会影响宝宝的睡眠质量，而且会影响他的视力发育，给他今后的生活带来很大的不便。

开灯睡觉睡眠浅

研究发现，任何人工光源都会产生一种微妙的光压力，这种光压力的长期存在，会使人尤其是婴幼儿表现得躁动不安，以致难以入眠。同时，宝宝长期在灯光的照射下睡觉，影响神经系统中网状激活系统，会使他每次睡眠的时间缩短，睡眠深度变浅而容易惊醒。

开灯睡觉不利于宝宝视力发育

此外，宝宝长期在灯光下睡眠，对宝宝的视力发育大大不利。睡眠时熄灯，意义就在于使眼球和睫状肌获得充分的休息，长期暴露在灯光下睡觉，光线对眼睛的刺激会持续不断，眼球和睫状肌便不能得到充分的休息。这对婴幼儿来说，极易造成视网膜的损害，影响其视力的正常发育。

所以，为了宝宝的健康成长，千万不要在他睡觉时，让灯光来陪伴他。

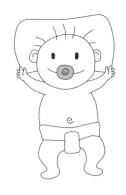

该不该睡小床

从来到这个世界上的那一天起，宝宝就备受宠爱，很多家庭都是多个人围着一个宝宝转。关于宝宝该不该睡小床的问题，也一直争论不休。妈妈说，宝宝睡觉时最好给他一张单独的小床，这对宝宝的生长发育、良好睡眠及卫生习惯都有促进作用。但爷爷奶奶提出，宝宝太小，一个人睡不安稳，也太孤单了，和父母同床睡可方便夜间照料，也有利于培养父母跟宝宝之间的感情，提升亲子关系。

关于宝宝该不该睡小床的问题，育儿专家称，很难说哪一方的观点更好。让宝宝单独睡，可以培养独立性，还可避免父母翻身时把宝宝压着；但宝宝就近与父母睡，可以培养感情，关爱程度更高。

所以，一般建议，宝宝在加辅食（一般为 6 个月）之前可以和父母同睡，但不是指在一张床上，而是睡在大人床的附近；妈妈可以在哄宝宝睡觉时，陪在宝宝的身边，让他充分感受你对他的爱。待宝宝五六岁以后，基本的生活习惯和性格完全形成后，就可以试着让宝宝单独睡了。

新生儿睡觉不需要枕头

刚出生的宝宝一般不需要使用枕头，因为新生儿的脊椎是直的，头部大小几乎与肩同宽。平躺时，背部和后脑勺在同一平面上；侧卧时，头和身体也在同一平面上。平睡、侧睡都很自然。如果给宝宝垫上一个小枕头，反而造成了头颈的弯曲，影响宝宝的呼吸和吞咽。

但如果床垫比较软，穿的衣服比较厚时，妈妈可以将干净毛巾对折 2 次，垫在宝宝的头下方。溢乳的宝宝，也不可用加高枕头的办法解决，应让宝宝右侧卧，把上半身垫高些。3 个月之后才可以考虑给宝宝准备小枕头。

给宝宝选个好睡袋

很多妈妈担心宝宝睡觉时蹬开被子使腹部受凉，所以经常用被子把宝宝包得严严实实，有时还会用几根带子捆上，这样不利于宝宝四肢的发育。而且把宝宝的手脚包裹在被子里，不能碰触周围物体，不利于宝宝触觉的发展。

另外，捆得太紧，不易透气，出汗时又容易使褶皱处皮肤糜烂，给宝宝造成不该有的痛苦。而使用睡袋可以很好地解决这些问题。睡袋可以给宝宝提供一个舒适的生活环境，保暖性好，又不会被宝宝蹬开。给宝宝使用睡袋，妈妈省心，宝宝也更健康。那么，为了让宝宝能睡个好觉，怎样给宝宝选一款舒适、温暖的睡袋呢？

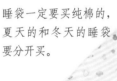

睡袋一定要买纯棉的，夏天的和冬天的睡袋要分开买。

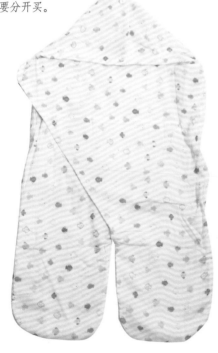

睡袋款式

抱被式的睡袋：这种睡袋也是非常顺手的小抱被，比较适合周岁内的宝宝。这款睡袋在领口的设计上会多出一块带拉链的长方形棉垫，将它拉起的时候就成了挡风的小帽子，展开后可做柔软的小枕头。睡袋的领口处经常会往里收一些，这样宝宝的颈部就不会进风受凉了。抱着宝宝外出时，可将宝宝包裹在睡袋中，然后放进宝宝车。宝宝即舒适又暖和，妈妈也省了很多力气。妈妈也可以多带一条小毛毯备用，当感到宝宝冷的时候可以披盖在睡袋外面。

背心式、带袖睡袋：这两款睡袋有的还有加长的设计，0~5岁的宝宝都适用。宝宝睡觉的时候可将手臂露在睡袋外面，既适合他投降似的睡姿，又能帮助调节体温，而且也不必担心他前心后背受凉。如果妈妈担心宝宝手臂受凉，也可选择带袖的睡袋。另外背心式睡袋因为填充物不能灵活取出，要整体洗涤。多次洗涤后保暖性会有所下降。带袖式睡袋有的在设计上采用了可脱卸的增厚内胆设计，在洗涤上就方便多了。

长方形睡袋：这款睡袋的设计比较宽大，侧面拉链，展开后可以当小被子用，内胆可以按需要拆卸，有的也戴帽子。这款睡袋比较适合那些睡觉较乖的宝宝，用的时间会比上两款的长久些。妈妈如果选择这款睡袋，最好选那种带护肩的，以免宝宝肩部着凉。

睡袋的材质

内层：内层的面料基本都是采用 100% 纯棉。这种面料既柔软又结实，可以直接接触宝宝的肌肤。

填充物：睡袋中层的填充物为 100% 纯棉，轻便且保暖，可整体洗涤不变形，羽绒和蚕丝材质的都不是宝宝睡袋的首选。其中以蚕丝材质的最差，轻薄，有化学物质，不是很舒适。

外层：外层面料也要是纯棉的。

睡袋款式的选择

建议选择下方封口的睡袋，宝宝不老实的小腿如果露出来很容易就把被子踢掉，而使宝宝受凉。开口设计为拉链的不容易散开，按钮或者纽扣都有空隙，宝宝的小脚会从中间伸出来，特别是按钮的，还会被蹬开。

睡袋的薄厚

现在市场上宝宝睡袋有适合春秋季用的，有适合冬季用的。选择睡袋的时候一定要考虑自己所在地的气候，再考虑自己的宝宝属于什么体质后，再决定所买睡袋的薄厚。

睡袋的花色

考虑到现在布料印染中的不安全因素，建议妈妈尽量给宝宝选择白色或浅色的单色内衬的睡袋。尽可能地避免一些不必要的污染。

睡袋的做工

选择睡袋时，除了看睡袋的标识外，还要特别注意一些细小部位的设计，比如拉链的两头是否有保护，要确保不会划伤宝宝的肌肤。睡袋上的扣子及装饰物是否牢固，睡袋内层是否有线头等。

睡袋的尺寸

给宝宝选择合身的睡袋才是最好的。而从经济角度来讲那种可加长型的睡袋更好点。一个质量好的睡袋用上两三个冬季是没有问题的，加长型的睡袋可以根据宝宝的个头做适当的调整，非常经济。

睡袋的数量

为宝宝准备 2 条就够用了。多数妈妈在晚上都愿意给宝宝穿纸尿裤的，宝宝尿床的机会很少，所以有 2 条替换使用就可以了。

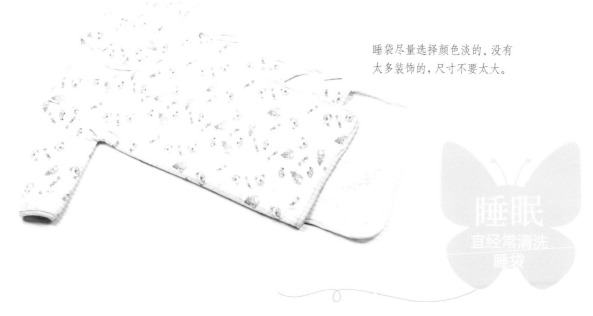

睡袋尽量选择颜色淡的、没有太多装饰的，尺寸不要太大。

睡眠
宜经常清洗
睡袋

别给宝宝盖太厚

　　婴幼儿对冷暖调节能力差，衣着起着辅助调节作用。如果宝宝在夜间睡着之后总是踢被子，爸爸妈妈应该注意不要给宝宝盖得太多、太厚，特别是在宝宝刚入睡时，更要少盖一点，等到夜里冷了再加盖。稍微盖薄一点，宝宝不会冻坏；盖得太厚，宝宝感觉燥热，踢掉了被子，反而容易着凉感冒。

> **辣妈说**
> * 宝宝后背出汗时，可以垫上一块棉汗巾。
> * 冬季夜晚不要给宝宝盖太厚。
> * 妈妈要经常摸摸宝宝的额头和后脖子，来判断冷热。

　　◈ 2 个月内穿着适量。爷爷奶奶一辈的人总认为宝宝怕冷，其实宝宝新陈代谢旺盛，比大人怕热。一般来说，2 个月内的宝宝可适当多穿一点，但一定要把握合适的度。最好是 2 个月内跟大人穿相同数量的衣物，再大些就要比妈妈少穿一件。但考虑到大人经常在动，而宝宝经常躺着，可以稍微加一点。

　　◈ 6 个月以后，适当减量。等到宝宝好动的时候，大概 6 个月以后，就可以适当减量。因为穿太多，宝宝又爱动，如果出汗了，加上受风就很容易感冒了。就算没出汗，捂习惯了，从小就成了温室里的花朵，保护过度，体质也不会太好。给宝宝加减衣物，可以摸摸宝宝后脖子来判断冷热，如果后脖子出汗就说明宝宝穿多了。手脚稍微冷点是正常的，如果很凉再加点衣服就行了。

　　除非是早产儿的前几个月或其他体质差、比较瘦弱的宝宝，身体实在没有足够的脂肪来保护的情况下才要特别保暖。

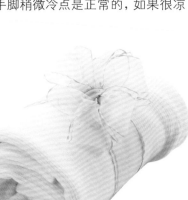

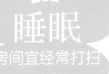

睡眠
房间宜经常打扫

宝宝房间定期通风

　　空气、水和食物是人类赖以生存的三大要素。宝宝的免疫力通常都比较弱，为了保证宝宝能呼吸到新鲜空气，避免发生疾病，促进其健康生长发育，妈妈要经常给宝宝的房间开窗通风。在新生儿期间，为避免房间温差过大，可以采取宝宝和新妈妈先换到别的房间，然后给房间通风换气，之后再回到原房间的方法。

　　◈ 如果房间比较大，气温又高，室内空气不好时，可以开一点窗，但不要对着人，让空气能有一定的流动空间。

　　◈ 夏季天气太热时，可以适当开空调，但是要注意温度和湿度。并且不要长时间开着空调，注意定时关闭空调，开窗通风换气。冬季空气太干燥时，也需要用加湿器，防止宝宝上火，引发各种疾病。

　　◈ 不要长时间开窗户，也不建议频繁开窗户。一般每天要通风 3 次，每次 20~30 分钟。开窗户的时间最好在每天的早晨九十点、中午一两点、晚上八九点钟 3 个时间段。

宝宝睡着了，最好把空调关掉

很多妈妈在夏天会开空调睡觉，但是室内温度降低了之后，尤其是宝宝睡着后，妈妈一定要将空调关掉或者将温度调高点。因为宝宝免疫能力比较弱，温度调节功能发育还不完善，所以，睡着之后，如果保持着很低的温度，会让宝宝患上感冒。

辣妈说

- 家长千万不要在空调室内吸烟。
- 家长中有人得感冒咳嗽，应避免与小儿同住在一室。
- 白天多让宝宝去室外活动，加强营养和锻炼，以增强体质。

❧ 空调温度、风速。空调温度不要开得太低，使室内外温差不超过 7℃，如果空调房间内温度很低，长时间处在这样的环境中，就会出现问题。气流速度维持在 0.2 米／秒（低速），超过这个风速会超过宝宝的承受能力。夜间睡眠，千万不要让宝宝睡在风口下，尤其不要让风口对着宝宝的头部和足底，否则会引起感冒。

❧ 盖被子睡觉。睡觉时最好给宝宝盖床单或空调被，尤其不要让宝宝的小脚裸露在外面，因为足底的穴位受凉后易引发高热。妈妈要不时摸一下宝宝的肌肤和手足，如过冷则调高空调的温度或者关掉空调。

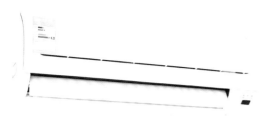

宝宝睡觉穿什么

宝宝睡觉穿什么？这个问题困扰了很多家庭的新妈妈。其实，只要新妈妈掌握了穿衣原则，就不会为宝宝睡觉穿什么而发愁了。

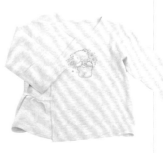

❧ 根据气候情况。

夏天，很多人晚上睡觉都会开风扇或者空调来降温。在宝宝睡觉时，应该给他穿一件背心或肚兜，用来保护胸、腹，而两只手可以暴露在外。下身穿一条短裤，这样就算宝宝不盖被子或踢了被子，身体也不会完全暴露在外，这样就能减少受凉的机会。

冬天，建议给宝宝穿上棉质的睡衣，准备一个宽松的睡袋，这样宝宝既不会感觉很拘束，又减少了妈妈半夜起来给宝宝盖被子的烦恼。如果温度很低，可以适当给宝宝加一层轻薄的保暖被子。

❧ 根据宝宝月龄来定。

新生儿：抵抗力比较薄弱，温度调节功能尚不完善。冬季，给宝宝穿棉质薄睡衣，裹上抱被，如果觉得冷可适当加盖薄被或毛毯即可。夏季，给宝宝穿上棉质薄的短袖、短裤睡衣即可。如果开了空调，则需要在肚子上盖上空调被，以避免腹部着凉而感冒。

婴儿：冬天穿上薄棉睡衣，套上背心式睡袋，盖上薄被即可。夏天可穿肚兜或只穿纸尿裤。

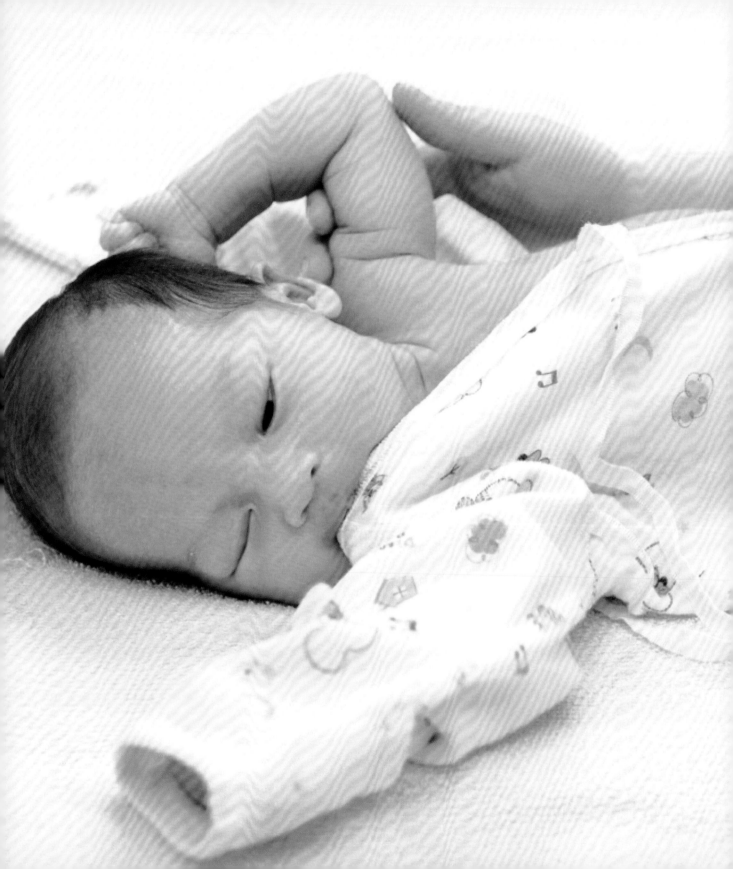

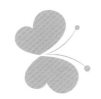

穿衣与洗澡

　　宝宝应该穿多少衣服？怎么穿衣服？怎么洗澡？用什么洗澡？面对这些问题，新妈妈可能会手足无措，不知道从哪里入手，尤其是对着软软的宝宝，动作不娴熟，力度轻重也掌握不好……

　　新生儿穿衣与洗澡，对初为人之父母的爸爸妈妈来说，可不是件简单的事情，现在就让我们一起来学习一下吧！

新生儿喜欢
纯棉的衣服

宝宝的衣物常常被称之为宝宝的"第二层皮肤"，所以宝宝穿什么直接关系到宝宝的健康。那么，怎样给宝宝选购、清洗、穿脱衣服呢，第1次当爸爸妈妈的你赶紧来学习一下吧！

新生儿衣服的选择

宝宝的皮肤特别娇嫩，容易过敏，所以宝宝衣物一定要注意安全、舒适和方便三原则。

辣妈说
- 只有标注 A 级的婴幼儿衣服才适合新生儿。
- 宽松的衣服也要选择尽可能贴身的。
- 袖口处别太宽，有收口设计得更保暖。

▶ 安全。选择正规厂家生产的婴儿服装，上面有明确的商标、合格证、产品质量等级等标志。不要选择有金属、纽扣或小装饰挂件的衣服，因为如果不够牢固的话，可能会被扯掉而造成危险。尽量选择颜色浅、色泽柔和、不含荧光成分的衣物。

▶ 舒适。纯棉衣物手感柔软，能更好地调节体温。注意衣服的腋下和裆部是否柔软，这是宝宝经常活动的关键部位，面料不好会让宝宝不舒服。新衣服在穿之前一定要拆掉衣服的商标，以免摩擦到宝宝的皮肤。要注意观察内衣的缝制方法，贴身的那面没有接头和线头的衣服是最适合宝宝的。

▶ 方便。前开衫的衣服比套头的方便。松紧带的裤子比系带子方便，但是注意别太紧了。

衣着
宜选择婴儿专用洗衣液

清洗宝宝的衣服要注意

宝宝肌肤娇嫩，父母在选择衣服的时候要非常注意，在清洗宝宝衣物时也有很多注意事项。

辣妈说
- 宝宝衣物单独清洗，内衣和外衣分开洗。
- 新生儿衣物最好手洗。
- 最好用婴儿专用洗衣液。

▶ 彻底漂洗。洗净污渍，只是完成了洗涤程序的一半，接下来要用清水反复清洗两三遍，直到水清为止。

▶ 少用化学物质。如果一定要用清洁用品，应选用婴儿专用品。需要指出的是，消毒液等消毒产品千万不要使用，因为它有很强的刺激性，很难彻底漂洗干净。

▶ 在阳光下暴晒。婴儿衣物漂洗干净后，最好用晒太阳的办法除菌。如果碰到阴天，可以在晾到半干时，用电熨斗熨一下，也能起到杀菌的作用。

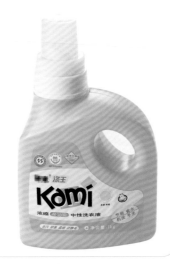

新生儿穿多少衣服合适

宝宝睡觉的时候到底应该穿多少衣服呢？很多新妈妈常常怕宝宝蹬开被子，而让宝宝穿很厚的衣服以免受凉，而这其实是不科学的。

辣妈说

- 给宝宝穿系带的衣服，不会刺激到宝宝幼嫩的皮肤。
- 给宝宝买拉链式的睡袋，可防止宝宝把小脚伸出来。
- 宝宝的衣物买回来之后一定要彻底清洗和晾晒。

▶ 新生儿时期。在宝宝刚出生的时候，妈妈在宝宝睡觉时要尽量用婴儿衣物或者抱被给宝宝裹着，因为如果不帮宝宝把他的小手包好的话，宝宝睡觉的时候就会显得很不安稳。

▶ 满2个月后。宝宝满2个月之后，他在睡觉的时候两条腿会不停地蹬踢，这样往往会把被子给踢开，所以此时妈妈应该给宝宝穿上婴儿睡衣来睡觉，而且衣服要足够保暖，这样能防止宝宝因为踢被子而着凉。

夏天，如果室内开了空调，则要注意保护好宝宝的肚脐，以免着凉，引起腹泻。冬天，则要注意防止宝宝把小手和小脚伸出来，冻伤手足。

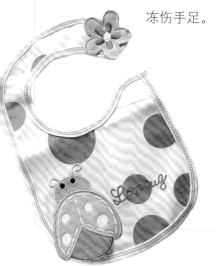

新生儿衣服存放有讲究

宝宝的衣物收纳是每个妈妈每天都要遇到的问题，除了让宝宝穿得好，也要注意衣服的存放细节。

辣妈说

- 最好不用密封袋子保存宝宝衣物。
- 宝宝衣物要和大人的衣物分开存放。
- 衣服脏了要马上换下来清洗。

▶ 要彻底洗净、晒干后再存放。宝宝的衣服在存放前一定要彻底清洗干净，并置于阳光底下暴晒杀菌。如果给宝宝穿过，随手一扔，很容易滋生细菌，并产生异味，如果长时间未清洗，衣服就很难洗干净。

▶ 置放于干燥、通风的地方。洗干净的衣服一定要存放在干燥通风的地方，让衣服充分"呼吸"，最好是放在宝宝专用的柜子里。

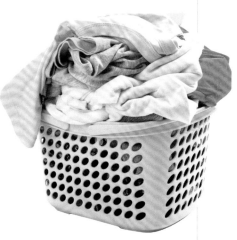

▶ 久存衣物穿前要重新洗涤晾晒。存放了好几个月的衣服再次穿时，最好重新洗涤一遍，并放在阳光下充分展开晾晒，以杀菌。

▶ 不宜放樟脑丸。樟脑对人体有害，尤其是对宝宝有不利影响，会破坏血液中的红细胞而导致急性溶血。其他驱虫剂最好也不要放在宝宝的衣服柜子里。

宝宝衣物如何清洗

宝宝的皮肤娇嫩,清洗衣物也要和成年人区别对待,否则稍不注意,就会引发皮肤问题,甚至是健康问题。那么,宝宝的衣物清洗要注意哪些细节呢?

机洗还是手洗

洗衣机洗衣服很容易漂不干净,并且洗衣机是清洗全家人衣物的,如果长时间不清洗洗衣机槽,其机筒内部也会藏匿很多细菌和污垢。宝宝衣物经洗衣机会沾上这些细菌,刺激宝宝的皮肤,引起过敏反应,从而影响宝宝的健康。

内外衣物要分开洗涤

宝宝的内衣和外衣最好分开洗涤。通常情况下,宝宝的外衣要比内衣脏,因为外衣沾染的细菌和污垢要多,分开洗涤,避免二次污染。另外,深色衣物和浅色衣物也要分开洗涤,避免造成染色。

不能和成年人衣物混洗

在清洗宝宝的衣物时,注意不要和成年人的衣物混洗。因为成年人衣物上沾有的细菌对抵抗力较弱的宝宝来说,可能存在健康隐患。所以一定要单独清洗宝宝的衣物。最好给宝宝准备专用的盆具。

除菌剂、漂白剂不可用

有些洗涤剂写着能除菌、漂白,很多妈妈都会觉得,使用除菌剂或者漂白剂,可以有效杀死细菌,从而给宝宝更好的保护。其实这样的做法是不可取的,因为这些除菌剂跟漂白剂一般很难漂洗干净。而且漂白剂含有化学成分,用漂白剂洗宝宝的衣服会伤害宝宝柔嫩的肌肤。妈妈应该尽量选择宝宝专用的清洗剂,或者用天然的、刺激小的肥皂来清洗宝宝的衣物。

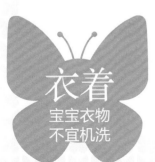

小贴士

宝宝的衣服洗净后,一定要挂在有阳光、通风的地方充分展开晾晒,才能达到消毒杀菌的作用。

污渍尽快清洗

宝宝的衣物会沾染奶渍、尿渍、便便等,如果不及时清洗,这些污渍就会深入衣物的纤维而很难洗掉。如果刚刚沾上,马上脱下来用清水浸泡片刻,这些污渍就会比较容易清洗。

漂洗很重要

无论用什么洗涤剂清洗宝宝衣服,一定要多漂洗几次,直至水清为止。漂洗的过程一定不能省略,否则长期穿着清洗不干净的衣物,宝宝的皮肤受到刺激,会引发皮炎、过敏等问题。

衣着
宝宝衣物
不宜机洗

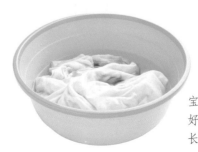

宝宝的衣服一旦弄脏,最好马上用清水浸泡,时间长了就不容易洗了。

婴儿专用洗衣液好不好

人体皮肤呈弱酸性，而宝宝的皮肤更娇嫩，使用普通的洗涤产品如洗衣粉、肥皂等这些碱性产品，一方面由于不易漂洗容易造成残留而伤害宝宝皮肤，影响宝宝健康；另一方面，由于残留洗衣产品的衣物不够柔软，容易摩擦宝宝娇嫩的皮肤，严重的甚至起红疹。因此，要选用专业的洗衣液。

婴儿专用洗衣液，是针对宝宝的肌肤和生理特点而设计的，成分相对比较天然，对宝宝的皮肤刺激小，可以去除宝宝衣物上常见的奶渍、糖渍、果渍、尿渍、泥渍、油渍这些顽固污渍。

目前，婴儿洗衣液的品牌和种类很多，爸爸妈妈可以根据自己的需求进行选择，建议尽量挑选正规厂家生产的品牌，以保证宝宝的安全和健康。

婴儿洗衣液的用法其实很简单，把洗衣液倒进水里，然后把衣物放进去泡几分钟，再进行搓洗就可以了，过后要用清水漂洗干净，再晒干。

新妈妈也可以给宝宝选择婴儿专用的洗衣皂，优点是容易漂洗干净。

不要给宝宝佩戴饰物

给宝宝戴饰品，对健康有百害而无一利。

首先，金属饰品中的铬、镍、铜、锌等成分都会对皮肤产生刺激，而某些塑料制品也同样会引起过敏反应。宝宝皮肤娇嫩，接触这些东西，会增加患上过敏性皮炎的概率。

其次，手镯等饰品在宝宝手腕上磨来磨去，容易擦破皮肤，导致局部破损、发炎。而戴在脖子、手腕、脚踝上的红绳等易勒住皮肤，影响血液循环，尤其是脖子上的，弄不好会造成组织坏死和呼吸困难。

最后，首饰上的小部件如果被宝宝误食，可能引起窒息。

所以，如果亲戚朋友给宝宝买了饰品，当时戴上拍照留念即可，不要长期给宝宝佩戴。

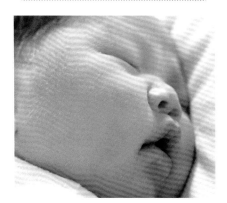

清洗宝宝的床上用品 宝宝皮肤与床上用品接触较多，所以应选择温和无刺激的洗涤剂。

宝宝正确的穿上衣方法

给宝宝穿衣服可不是一件简单的事，宝宝全身都是软软的，
坐不起来，也不会配合，新妈妈总是手忙脚乱，不知所措。
其实，掌握了技巧后，给宝宝穿衣服也没有那么难。

妈妈提前准备这些： ❥清水（清洗干净双手）❥软硬合适的床 ❥宝宝的上衣

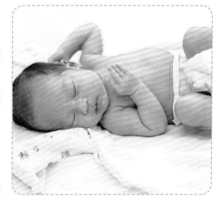

1 将宝宝轻轻地放在干净的床上，先将衣服平放在床上，让宝宝平躺在衣服上。

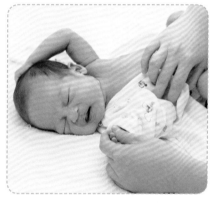

2 妈妈的手从袖口伸到袖子里，从里面将宝宝的小手抓住，再将小手轻轻拉出来。

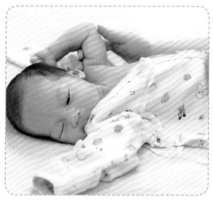

3 将身子下面的衣服向对侧稍稍拉平整。

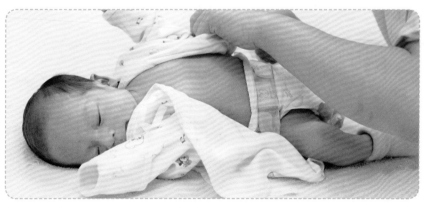

4 抬起宝宝另一只胳膊，使肘关节稍稍弯曲，将小手伸向袖子中，并拉出来。注意拉的时候要防止手指被卡在衣服袖子里。

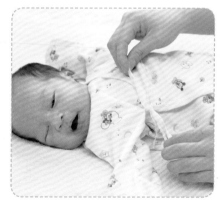

5 再将衣服带子系好就可以了。

宝宝正确的穿连体衣方法

前面讲了给宝宝穿上衣的方法，相对于穿上衣来说，穿裤子比较容易。
只要将宝宝的双脚分别放在裤腿中，妈妈的手从裤脚管中伸进去，
拉住宝宝的小脚，将裤子向上提就可以了。如果妈妈给宝宝买的是连体衣，
在给宝宝穿上裤腿的时候也要注意一些细节。穿连体衣的方法与穿上衣类似，
注意轻柔地拉动宝宝的胳膊，以免弄疼宝宝。

妈妈提前准备这些：❤清水（清洗干净双手）❤软硬合适的床❤宝宝的连体衣

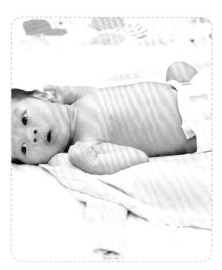

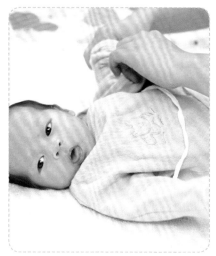

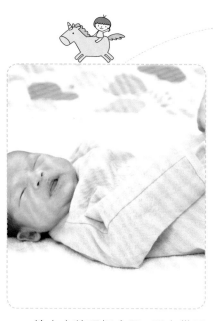

1 先将连体衣解开带子，平铺在床上，让宝宝躺在上面，先把腿伸到裤腿里。

2 按照穿上衣的方法穿上连体衣。

3 给宝宝整理好衣服，系上带子和扣子就可以了。

衣着
宜提前准备
好衣服

怎么给宝宝包襁褓

古人常说："初生儿出月，必须入襁褓，襁褓之道，必须得宜。"所谓襁褓，即用棉布做成的被、毯，以包裹宝宝。宝宝刚离开母体，体态上常保持在子宫时的姿势，四肢屈肌较紧张，入襁褓是帮助其适应新的肢体顺直状态。但怎样给宝宝包襁褓呢？

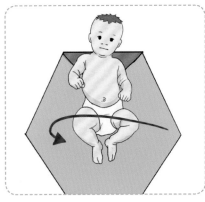 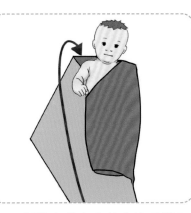 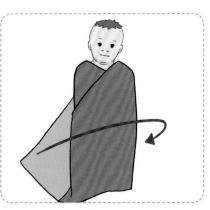

1 毯子平铺，将最上角折下约 15 厘米。把宝宝仰面放在毯子上，头部枕在折叠的位置。

2 把毯子靠近宝宝左手的一角拉起来盖住宝宝的身体。

3 把边角从宝宝的右边手臂下侧掖进宝宝身体后面。

4 把最下角折到宝宝肩部位置，并掖好。

5 将宝宝右臂边的一角拉向身体左侧，并从左侧掖进身体下面。

6 这样襁褓就包好了，妈妈也可以将宝宝的小手露在外面。

不要把宝宝包得"密不透风"

宝宝出生后，家里的老人习惯用毯子或小棉被把宝宝包裹起来，除了脑袋外，手、脚、躯干都被严严实实地包起来，并且还要用带子或绳子捆绑起来，即"蜡烛包"，认为这样既保暖，宝宝还睡得安稳。

这种护理方法不符合宝宝的生理发育要求，妨碍其四肢骨骼、肌肉的生长发育，而且紧紧地包裹宝宝，限制其胸廓的运动，会影响肺的功能发育。如果家人不经常打开包裹，宝宝容易形成尿布疹、肺炎、皮肤感染、褶皱处糜烂等，宝宝出汗过多，还会导致脱水热的发生。

所以新妈妈最好不要遵循老人的这种育儿经验，可以选择能自由活动的斗篷式拉链袋、有袖大衣式睡袋等替代。

衣着
不宜包"蜡烛包"

给新生儿脱衣服有技巧

宝宝刚出生，神经系统发育尚不完善，还不能自主地"指挥"手臂，而且宝宝骨骼娇嫩，穿脱衣服时，要格外小心。

给宝宝穿脱衣服看起来很简单，但是实际操作起来却有点难。新妈妈一定要掌握技巧，动作要轻柔，才能保证在宝宝舒适、不哭闹的情况下穿脱好衣服。

首先，妈妈要将床铺整理干净，防止异物扎着宝宝。然后再将宝宝轻轻放在床上，慢慢解开宝宝衣服上的带子。妈妈的一只手伸到宝宝后背，托起宝宝的上半身，注意这只手要同时握住宝宝的一只手臂，另外一只手拉住宝宝的这只袖子，往外轻轻拉出来，这只袖子就脱好了。然后再把这边脱好的衣服从另一头拉出来，顺便脱掉另一边的袖子，注意双手配合好就行。

脱裤子时动作一定要轻柔，不要勒到宝宝柔嫩的皮肤为好。脱裤子时，先抬起宝宝的臀部，将裤腰拉下来。如果是系带的裤子，则先要解开裤带，再抬起臀部，拉下裤腰，然后顺势缓慢脱下两边裤腿。

另外，在给宝宝穿脱衣服时，要保持合适的室温，最好保持在 24~28℃。

并且，在脱衣服时一定要注意，如果衣服有拉链或带子，或者领口太小，有稍硬的装饰物等时，一定要注意不要碰到宝宝的身体，以防划伤。最好是在选择衣物时避免这些不必要的饰物，选择衣料柔软的，没有硬的装饰物的衣服，才能从源头上保护宝宝不受伤害。

要不要给宝宝戴手套、穿袜子

手套

宝宝出生后，指甲长得快，小手经常抓破自己的脸，很多妈妈心疼得不得了，为了避免宝宝抓伤自己，就给宝宝戴上了手套。

但是，专家建议，不要给宝宝戴手套，因为宝宝小手的乱抓、不协调活动等探索是心理、行为能力发展的初级阶段，如果给宝宝戴上了手套，可能会妨碍其认知和手的动作能力发展。

爸爸妈妈应每天清洗宝宝的小手，替宝宝勤剪指甲，鼓励宝宝尽情玩耍双手。宝宝在玩耍过程中如果感觉到用手抓脸不舒服，就会懂得"还是不抓好""这是我的脸"。于是改为用手背蹭脸，渐渐学会拿玩具玩。

袜子

刚出生的宝宝，体温的调节能力差，尤其神经末梢的微循环最差。如果不给宝宝穿袜子，非常容易着凉。稍大点后，他的活动范围扩大，如果不穿袜子，容易在蹬踩的过程中损伤皮肤和脚趾。所以最好还是给宝宝穿上袜子。

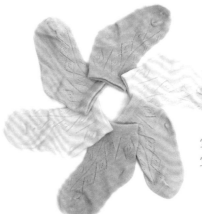

宝宝宜穿袜子，不宜戴手套。

舒舒服服
洗个澡

给宝宝洗澡，对许多新手父母来说是一项艰巨而富有挑战性的任务：该怎么给这样软绵绵的小人儿洗澡呢？仿佛一出手就会伤了细皮嫩肉的小宝贝，但不洗又不行，于是只能硬着头皮赶鸭子上架。其实，给宝宝洗澡，只需几步就能轻松搞定。

小贴士
在给宝宝洗脸的时候，毛巾要拧干点，避免把水滴到宝宝的耳朵或者鼻子里。

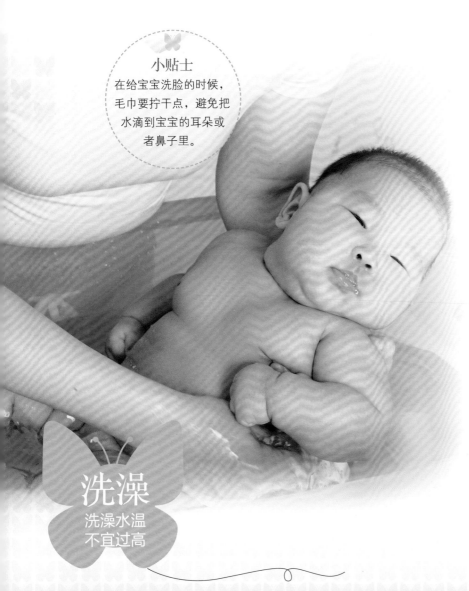

洗澡
洗澡水温
不宜过高

怎样给新生儿洗脸

宝宝也喜欢干净，每天早上要为他洗洗脸，以保持干净清洁。洗脸前，新手爸妈要将自己的手先洗干净。准备好宝宝专用的毛巾和脸盆，在盆中倒入适量温开水，然后把毛巾浸湿再拧干，摊开并卷在 2 个或 3 个手指上，轻轻给宝宝擦洗。

先从眼睛开始，要从眼角内侧向外侧轻轻擦洗，如眼睛分泌物较多时要擦干净；接着擦鼻子，同时清理鼻子中的分泌物。再擦洗口周、面颊、前额、耳朵，注意擦洗耳朵时不要将水弄进耳道中。最后清洗毛巾后再擦洗颈部，尤其是颌下的颈部。

宝宝洗澡前都需要准备什么

▶ 吃完奶 1 小时后洗。在宝宝吃过奶 1 小时，确认宝宝没有大小便后，开始洗澡。

▶ 室温 26~28℃。冬天，开足暖气；夏天，关上空调或电风扇。

▶ 把洗澡用品放在手边。浴盆、水温计、浴巾、大毛巾、小毛巾、宝宝洗发液、宝宝沐浴液、护臀膏、润肤油、尿布（或纸尿裤）、更换的衣服等。

▶ 洗澡水温 37~42℃。清洗浴盆，先倒入冷水，再倒热水，用水温计测水温，37~42℃即可。

每天洗澡 10分钟

皮肤是保护宝宝身体的有形防线，宝宝皮脂腺分泌旺盛，爱出汗，又经常溢奶、大小便次数多……为避免出现皮肤疾病，需经常给宝宝洗澡。

妈妈提前准备这些：❀清水 ❀澡盆 ❀水温计 ❀大毛巾、小毛巾各1条 ❀宝宝洗发液 ❀宝宝沐浴液 ❀护臀膏 ❀润肤油 ❀尿布（或纸尿裤）一两片 ❀更换的衣服

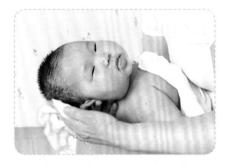

1 准备好洗澡水，给宝宝脱去衣服，妈妈右手肘部托住宝宝的小屁股，右手托住宝宝的头，手指注意按住宝宝的耳朵，以防进水。

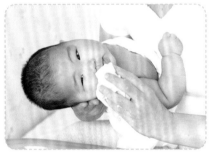

2 托起上半身，先清洗脸部。用小毛巾蘸水，轻拭宝宝的脸颊，眼部由内而外，再由眉心向两侧轻擦前额。

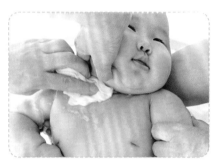

3 以同样的姿势给宝宝洗头，再分别洗颈下、腋下、前胸、后背、双臂和手。由于这些部位十分娇嫩，清洗时注意动作要轻柔。

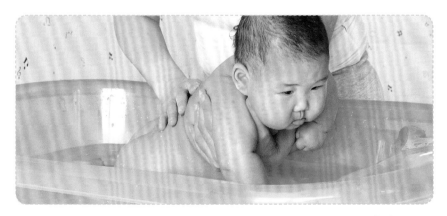

4 将宝宝倒过来，头顶贴在妈妈右胸前，用左手托住宝宝的身体，右手用浸水的毛巾先洗会阴、腹股沟及臀部，最后洗腿和脚。

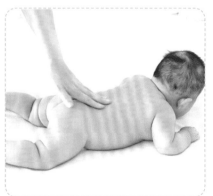

5 洗完后擦干水，涂上润肤油，然后给宝宝做抚触按摩。

再脏也不能给宝宝洗澡的 6 种情况

宝宝皮肤娇嫩，新陈代谢十分旺盛，汗液不容易及时蒸发，因此经常洗澡是婴幼儿护理的重要内容，但是新妈妈一定要注意，有以下 6 种特殊情况，不宜马上给宝宝洗澡，新妈妈一定要记住哦！

刚吃饱的情况下

刚喂完奶，宝宝的小肚皮圆鼓鼓的像个小气球，这时，妈妈不宜马上给宝宝洗澡，因为宝宝吃得太饱时给他洗澡对他的健康不利。

重感冒发热前后

病毒性感染发热前后 48 小时不宜给宝宝洗澡。洗澡过程中毛孔会张开，虽然一定程度上能起到物理降温的效果，但是因为宝宝太小，抵抗力差，在降温的同时也会有大量的冷空气随着毛孔入侵，反而有可能导致病情的加重。

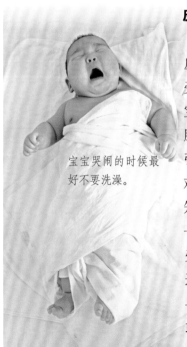

宝宝哭闹的时候最好不要洗澡。

皮肤受损的时候

如果宝宝皮肤有皮炎、摔伤、烫伤等受损的情况，不宜给宝宝洗澡。受损的皮肤接触到水之后容易引起感染，加大恢复难度。宝宝太小，不知道避免伤口沾水，一不小心就有可能让受损的皮肤沾到水，造成不必要的感染，导致宝宝愈合延后，或是感染引起各种风险。因此，当宝宝的皮肤出现受损情况或是有皮肤病时，妈妈要谨慎给宝宝洗澡，就算要洗也必须听取医生的建议。

频繁呕吐的时候

宝宝吃饱了有吐奶现象，如果宝宝有频繁呕吐的情况，建议暂时不要给宝宝洗澡。因为在给宝宝洗澡时，不可避免地要移动宝宝，这样有可能加剧宝宝的呕吐情况，令宝宝很难受，不利于他的健康。当宝宝出现呕吐时，妈妈应该轻轻地拍着宝宝的后背，不要在意宝宝弄脏了衣物或是否要洗澡，而是要等宝宝停止呕吐后，并休息一会儿再给他洗澡。

情绪不好的时候

有时宝宝不想洗澡，情绪激动大哭大闹，爱干净的父母却完全不把宝宝的感受当一回事，强制将宝宝放进洗澡盆中，宝宝又惊又吓拼命反抗。这样的情况下，宝宝所受到的惊吓是非常大的，这加剧了下次洗澡的恐惧心理和难度，建议父母先哄哄宝宝，安抚一下宝宝的情绪，等宝宝稍微安定下来再尝试给他洗澡。

打预防针后

宝宝需要接种多种疫苗，这个时候大人需要注意接种疫苗后接种部位会有个微创口，如果那个微创口接触到不干净的水，可能会造成接种部位产生红肿。因此在接种疫苗后 24 小时内最好不给宝宝洗澡。

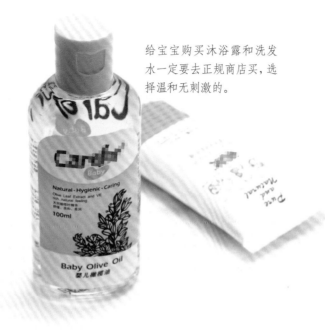

给宝宝购买沐浴露和洗发水一定要去正规商店买,选择温和无刺激的。

市面上的婴儿沐浴液、洗发水能用吗

市面上卖的各种婴儿沐浴液、洗发水看都看不过来,怎么挑选?能不能给宝宝用?

其实这个问题不用太纠结。既然是给宝宝设计的,当然是可以用的。只是在购买时一定要认准品牌质量有保障的,对宝宝皮肤刺激小的,并且要注意使用期限、合格证、使用说明等信息。

3个月以内的宝宝,可以不用洗浴清洁用品,而只用清水洗澡。或者洗头发时不用洗发水,直接用沐浴液。但是如果要用,一定要注意选用婴儿专用的洗浴用品。

宝宝的护肤品要温和滋润

宝宝皮肤娇嫩,因此妈妈在购买宝宝的护肤品时一定不能马虎,要看清产品的成分。牛奶蛋白、天然植物油或植物提取的护肤品,温和滋润,能有效保护宝宝肌肤。

宝宝沐浴用品要现用现买,买时注意使用期限。如果不是非常需要,不要购买促销或套装产品,以免造成浪费。

洗澡
情绪不好时
不宜洗澡

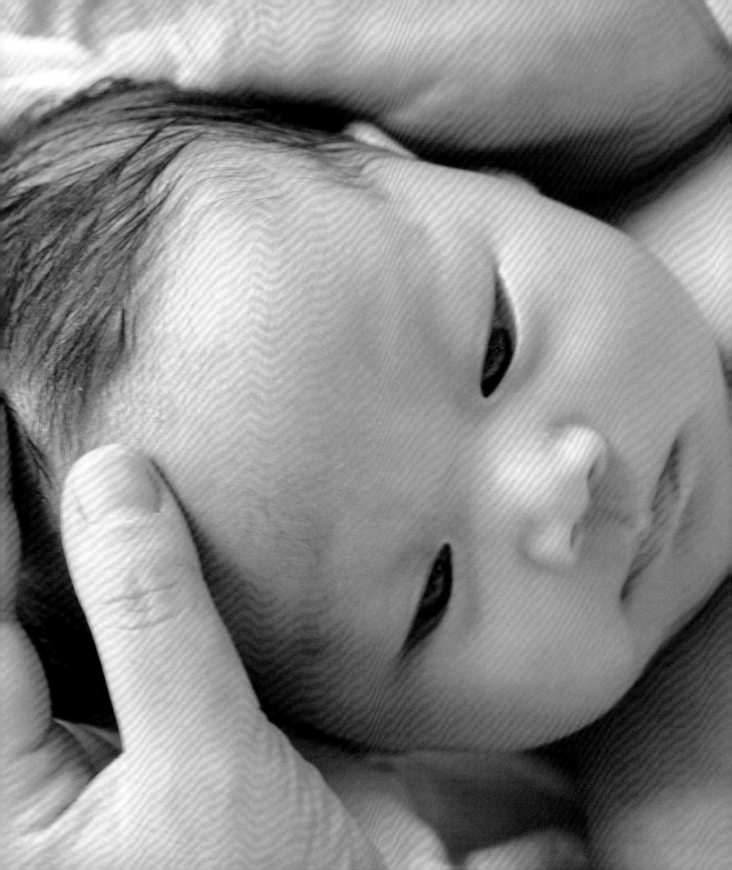

新生儿护理

对宝宝的日常护理，父母要下一番工夫。因为宝宝表达不出自己的感受，衣服穿着不合适，身体不舒服，尿湿了裤子……只能用哭声来表达。所以，父母应在宝宝的护理问题上细心、耐心、用心。

必须学会的新生儿
测量方法

经过十月怀胎，宝宝终于降生了，在松了一口气的同时，新妈妈也不要懈怠下来，因为眼前这个小生命还等着你去哺乳喂养长大呢！宝宝每天的成长情况不仅要看他吃的奶量，也可以从体重、身高、头围增长的情况来判断。

婴儿体重标准值的计算公式：

婴儿体重标准值 = 出生体重（千克）+ 月龄 ×70%

宝宝出生后 3 个月的体重标准

月龄	体重	测量自家宝宝
出生时	男婴 2.26~4.66 千克 女婴 2.26~4.65 千克	
满月时	男婴 3.09~6.33 千克 女婴 2.98~6.05 千克	
满 2 个月时	男婴 3.94~7.97 千克 女婴 3.72~7.46 千克	
满 3 个月时	男婴 4.69~9.37 千克 女婴 4.40~8.71 千克	

根据卫生部《中国 7 岁以下儿童生长发育参照标准》整理而成。

护理
宜定期称体重

体重

体重是判定宝宝体格发育和营养状况的一项重要指标。

为了了解宝宝生长情况，最好定期称量体重。体重增加过多，说明喂养过度；体重增加过慢，说明喂养不足。新生儿每天可增加 30~40 克，每周可增加 200~300 克。

可以通过绘制生长发育图来了解宝宝的体重变化，每月称体重后，将体重的值记在生长发育图上，进行比较。

测量体重的方法

测量体重时宝宝最好空腹并排出大小便，测得的数据应减去宝宝所穿衣物及尿布的重量。

如果家里没有宝宝专用的体重秤，可以用普通的体重秤测量。妈妈抱着宝宝站上去测量体重之后，妈妈单独站上去测量妈妈的体重，用总体重减去妈妈的体重所得就是宝宝的体重。

身高

宝宝出生时的平均身高是 50 厘米。男婴一般比女婴要高，这是正常现象。宝宝满月后，身高的正常增加范围在 3~5 厘米。

宝宝出生时的身高比平均值高并不决定最终身高。宝宝长大后的最终身高是由遗传、营养、环境、疾病和运动等多方面因素决定的。进入婴幼儿时期，身高增长的个体差异就显现出来了。

由于生活水平提高，社会环境、医疗保健水平日益完善，现在的宝宝身高普遍都比以往的宝宝高，但是每个宝宝的生活环境和生活习惯都不相同，因此存在身高增长的个体差异。

测量宝宝身高的方法

测量宝宝身高，最好由两个人进行。一人用手固定好宝宝的膝关节、髋关节和头部，另一人用皮尺测量，从宝宝头顶的最高点，至足部的最高点。测量出的数值，即为宝宝身高。

道具：两本厚重、不易移动的书（如字典）和一把卷尺。

方法：在宝宝熟睡时，把一本书轻轻抵住宝宝的头；然后将宝宝的身体放平直，用一只手按直宝宝腿的同时，另一只手将另一本书抵在宝宝的脚掌后；最后把两本书都立稳后，将宝宝轻轻移开。这时两本书的距离就是宝宝的身高了。

新妈妈看过来

预防婴儿期肥胖

如果宝宝的体重每天增长超过 45 克，或每周超过 300 克，那么就要适当控制一下宝宝的食量，让宝宝"减减肥"了。过快的体重增长往往是喂奶过多的缘故，奶量摄入过多会给宝宝造成过重的胃肠和心脏负担，对宝宝的消化系统不好，甚至可能会给宝宝以后的发育埋下健康隐患。

温馨提醒

无需天天为宝宝测量身高，两三周测量一次即可。

宝宝出生后 3 个月的身高标准

月龄	身高	测量自家宝宝
出生时	男婴 45.2~55.8 厘米，女婴 44.7~55.0 厘米	
满月时	男婴 48.7~61.2 厘米，女婴 47.9~59.9 厘米	
满 2 个月时	男婴 52.2~65.7 厘米，女婴 51.1~64.1 厘米	
满 3 个月时	男婴 55.3~69.0 厘米，女婴 54.2~67.5 厘米	

根据卫生部《中国 7 岁以下儿童生长发育参照标准》整理而成。

头围

新生儿头围的平均值是 34 厘米。在出生后的半年内，宝宝的头围增长比较快，从新生儿到成人，头围相差从十几厘米到二十厘米。所以，总的增长量不会很多。

宝宝 1~3 个月内头围增长最快，宝宝的头围在满月前后，要比刚出生时增长二三厘米。满 3 个月时可增加五六厘米，以后增长速度逐渐变慢。1 岁时，男孩的头围约 46.0 厘米，女孩约 45.5 厘米。头围增长是否正常，反映着大脑发育是否正常，脑发育不全时，头围增长缓慢；而脑积水可使头围增长过快。

宝宝头围的测量方法

从右侧眉弓（眉弓即眉毛的最高点）上缘，经后脑勺最高点，到左侧眉弓上缘，三点围一圈。测量结果要精确到小数点后一位。需要注意的是，很多关于宝宝的头围问题，一般都是测量不准造成的。最好请有专业知识的医护人员来测量，数值准确，才能正确分析。

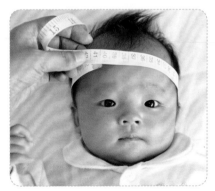

选用软尺 给宝宝测量头围最好选用软尺，以免伤害宝宝头部。

测量头围注意事项

测量用的软尺不能过于柔软，否则测出的数据可能会误差很大。测量时，手势不能过松或过紧，否则测出的数据也不会准确。

女宝宝如果平时扎小辫的话，记得将小辫散开再测量，否则测量数据不准。

如果是妈妈居家自测，不能作为最后论断，如要获得专业的数据，还请妈妈带上宝宝到专门的检测机构，如卫生保健院、儿保所等，请医生给予测量。

如果测量方法不正确，也可能导致数值不准确。头围增长多少，是否在正常范围内，往往反映着大脑发育是否正常。新妈妈最好经常测量宝宝的头围，并记录下来，跟平均值比对。

宝宝出生后 3 个月的头围标准

月龄	头围	测量自家宝宝
出生时	男婴 30.9~37.9 厘米 女婴 30.4~37.5 厘米	
满月时	男婴 33.3~40.7 厘米 女婴 32.6~39.9 厘米	
满 2 个月时	男婴 35.2~42.9 厘米 女婴 34.5~41.8 厘米	
满 3 个月时	男婴 36.7~44.6 厘米 女婴 36.0~43.4 厘米	

根据卫生部《中国 7 岁以下儿童生长发育参照标准》整理而成。

宝宝出生后 3 个月的胸围标准

月龄	胸围平均值	测量自家宝宝
出生时	男婴 29.3~35.3 厘米，女婴 29.4~35.0 厘米	
满月时	男婴 33.7~40.9 厘米，女婴 32.9~40.1 厘米	
满 2 个月时	男婴 36.2~43.4 厘米，女婴 35.1~42.3 厘米	
满 3 个月时	男婴 37.4~45.0 厘米，女婴 36.5~42.7 厘米	

根据卫生部《中国 7 岁以下儿童生长发育参照标准》整理而成。

胸围

宝宝出生时胸围约 32 厘米，比头围小一两厘米，出生第一年增加迅速，平均可增加 12 厘米。一般情况下，小儿在 1 岁以内头围比胸围大，1 岁时胸围逐渐超过头围。以后，胸围和头围的差距逐渐增加。

婴儿的胸部呈圆筒状，前后径与横径相差无几，随着年龄的增长，横径增长较快，前后径增长较慢，逐渐形成成人的胸部。

测量宝宝的胸围

给宝宝测量胸围时取卧位，让宝宝平躺在床上，两手自然平放，将软尺零点固定于乳头下缘，使软尺接触皮肤，经两肩胛骨下缘绕胸围一圈回至零点，读取的数值即是胸围。由于营养状况、气候条件不同，宝宝发育也有差别，一般男婴较女婴胸围大一些。只要宝宝的胸围在正常范围内，就不用担心。

胸围发育注意事项

胸围的大小与体格锻炼及衣着有关。宝宝正处于迅速生长时期，而有的爸爸妈妈喜欢给宝宝穿束胸的衣服，人为的束缚其胸廓的发育，时间一长可导致宝宝肋骨下陷、外翻，胸围过小等情况。

因此，爸爸妈妈应注意给宝宝穿宽松的衣裤。同时，经常给宝宝做被动操锻炼其肌肉和骨骼，如扩胸运动等，锻炼宝宝的胸肌，从而带动胸廓和肺部的发育。

护理

宜定期给宝宝量胸围

呼吸

宝宝生理代谢旺盛，需氧量按体表面积计算接近于成人，所以一般只能靠增加呼吸次数来满足机体的需要，年龄越小，呼吸频率越高。正常宝宝每分钟呼吸为 40~44 次；1 岁以下约为 30 次／分钟；1~3 岁约为 24 次／分钟。计数呼吸次数，必须在安静或睡眠状态下进行，这样才准确。

宝宝在正常状态下，呼吸均匀平静。在清醒时，吃奶、喝水一般不会引起呛咳。入睡时，双唇红润闭合，面色粉白、细腻润泽，呼吸均匀。

异常呼吸需注意

呼吸频率快。先天性心脏病，发高热，严重的全身性感染，哭闹，都可加快呼吸，可快到每分钟 60~80 次。严重感染时每分钟呼吸 100 次。体温升高 1℃，心跳加快 4 次，心跳加快 4 次则呼吸加快 1 次。随着体温的升高，呼吸也就跟着加快了。

呼吸频率慢。服安眠药、营养不良，或因某种原因所致的饮水减少、肢体冰凉、面色灰白时，呼吸可以慢到 10~20 次，而且表浅。

呼吸节律不齐。婴儿时期偶尔呼吸节律不齐，这是常有的。但是要注意有无其他异常。

张口呼吸。鼻腔机械性阻塞，如炎性肿胀或有黏稠的分泌物。可清除分泌物，点些消炎药，如鼻通或 0.5% 的麻黄素。

憋气。大孩子鼻塞时可以张口呼吸，但 3 个月内的宝宝本身不会调节，所以引起憋气，即停止呼吸憋住气，紧接着张口呼吸或哭啼几声，双唇又闭合，如此反复循环。

呼吸吹动嘴唇。有的宝宝噗噗地吹动嘴唇，这也是鼻塞形成的，可用点鼻药。

呼吸急促，面色灰白。出生后不久的宝宝如果呼吸快而表浅，面色灰白，吃奶少或不吃奶，多数是患了一种全身严重感染，如败血症。宝宝呼气时口吐白沫，面色灰白，肢体冰凉，多睡、不吃奶，不哭，这可能是患了宝宝肺炎，应尽快就医。

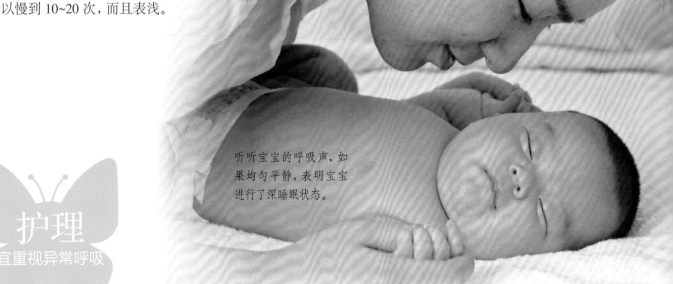

听听宝宝的呼吸声，如果均匀平静，表明宝宝进行了深睡眠状态。

护理
宜重视异常呼吸

体温

母体宫内体温明显高于一般室内温度，所以宝宝娩出后体温都要下降，然后再逐渐回升，并在出生后 24 小时内达到或超过 36℃。

宝宝体温的正常范围：春秋冬平均值每天上午 36.6℃，下午 36.7℃；夏季上午 36.9℃，下午为 37℃；喂奶或饭后、运动、哭闹、衣被过厚、室温过高均可使宝宝体温暂时升至 37.5~38℃。尤其是宝宝受外界环境影响较大，三种测量体温方法数值依次相差 0.5℃，即腋下 36~37℃、口腔 36.5~37.5℃、肛门 37~38℃。宝宝的体温调节中枢尚未发育完善，皮下脂肪还不足够厚，所以调节功能不好，体温的波动也较大，新手爸妈不用担心。

少数宝宝在出生后 3~5 天内会出现所谓"脱水热"或称"一次性发热"，体温可升至 39~40℃，往往持续几个小时甚至一两天，并伴有面部发红、皮肤干燥、哭闹不安等，这是由于水分摄入过少，室温过高或衣被太厚所致。一般通过多喂母乳或温开水后，体温会很快降下来。如果经上述处理体温仍不下降，应及时带宝宝去医院。

量体温的部位

可在 3 个部位量体温，即腋下、口腔、肛门；在我国以腋下最常用。口腔量体温因婴儿喜欢将体温计咀嚼而不常用，在腋下因各种原因无法测量时，可用肛门内测量。宝宝腋下有汗时，应用毛巾将汗擦干后再进行测试。宝宝刚喝完热水或活动后不宜测试，应休息片刻，再量体温。测量前最好对体温计进行酒精消毒，以防传染疾病。

测量体温的方法

量体温之前，将宝宝手臂自然下垂，将腋窝禁闭 3 分钟，使腋窝温度稳定，再将体温计的感温头放进腋窝内。

测量体温的时间

一般宝宝的体温测量根本不用那么长的时间，新妈妈要弄明白，不是测量的时间越长，数据越正确。测量宝宝的口腔体温的时候，一般是 5 分钟左右。测量宝宝腋下的体温，一般是 10 分钟左右。测量宝宝肛门处的体温，一般是 4 分钟左右。饭后半小时测量宝宝的体温是较合适的。

体温计的选择

一般选择的温度计都是水银温度计，属于玻璃制品的。虽然好操作，可是却容易出现断裂，破损，或者是被宝宝摔碎等情况。所以，相对来讲，玻璃制品的水银温度计不太安全。因此，建议爸爸妈妈可以购买较安全的电子式测温计或者是奶嘴式测温计，效果更好。

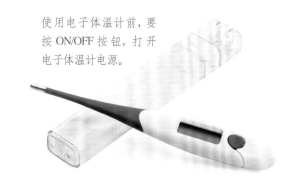

使用电子体温计前，要按 ON/OFF 按钮，打开电子体温计电源。

新生儿护理
从"头"开始

宝宝头比较大,头发多少不一定。头部奇怪的形状,通常是由于分娩过程中的压迫造成的,两周后头部的形状就会变得正常了。

头

宝宝头看起来很大,几乎与身体不相称,但随着年龄的增长,会越来越接近成人头与身体的比例。新妈妈千万不要因为宝宝头大就疑神疑鬼、想东想西的。事实上,在儿童期,有的孩子的头部与身体相比,还会显得有点大,这是十分正常的。

有的宝宝生下来就拥有乌黑浓密的头发,而有的宝宝可能在1周岁之前头发都很稀少,甚至没有头发。这个新妈妈也不必着急,因为个人体质的不同,宝宝的头发稀少也属于正常现象。只要以后注意保护和清洁宝宝的头皮和头发就行,另外多晒晒太阳,适当地补钙都有利于宝宝头发的生长。但是千万不要把宝宝秃头当作疾病来治疗,这样不但于事无补,还会使宝宝受很多无端的委屈。

小贴士
刚出生的宝宝正处于胎毛更换期,头发生长得缓慢也是正常的。

护理
宜用婴儿油
清洁头垢

头垢

出生几个月的宝宝,经常会被发现头部有一层厚厚的头垢,就像凝脂一样,清洗很困难。特别是在前囟的位置,这就是我们常说的头垢。

宝宝皮脂腺分泌旺盛,脑部皮脂腺的分泌物、脱落的上皮细胞、空气中的尘埃就会结合而成头垢。特别是前囟的位置,护理者不敢用力清洗的部位,更容易积聚。

▶ 护理:新手爸妈可以将婴儿油涂抹在有头垢的部位,待痂皮软化,再用温和的婴儿洗发露彻底清洁。由于宝宝的泪腺功能尚未成熟。故无泪配方的洗发露才是最佳选择。有的宝宝头顶有一层很厚的黑痂,可以在长痂的部位擦点香油或豆油,用油润一润,就容易把痂皮洗去,洗完后要立即把头发擦干,以免着凉。

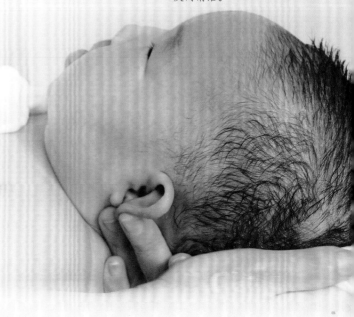

给宝宝洗澡时,要连带头发一起洗,以保持头皮的清洁。

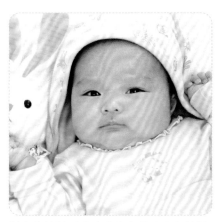

新生儿斜视 刚出生的宝宝眼睛有点斜视，是正常现象，不用太担心。

囟门

刚出生的宝宝头上有两个软软的部位，会随着呼吸一起一伏，这就是囟门，是宝宝最娇嫩的地方，也是脑颅的"窗户"。后部的囟门在6~8周完全闭合，而前囟门也会在1岁左右闭合。前囟门的斜径平均是2.5厘米，有个体差异。如果刚出生时，宝宝的囟门大于3厘米，或者小于1厘米，则要引起重视，因为前囟门过大常见于佝偻病、脑积水、呆小症等，过小则常见于小头畸形。

宝宝的囟门是需要定期清洗的，否则容易堆积污垢，引起宝宝头皮感染，继而导致病原菌穿透没有骨结构的囟门而发生脑膜炎、脑炎。

▶ 护理：要定期清洗头部，囟门处不宜使劲擦拭，轻轻带过即可。注意家中家具，避免尖锐硬角弄伤宝宝的头部。如果宝宝不慎擦破了头皮，应立即用酒精棉球消毒以防感染。在冬天外出应戴较厚的帽子，在保护囟门的同时又减少了热量的散失。

眼睛

刚出生的宝宝，由于在产道中受过挤压，所以眼睑会有些水肿，一般两三天后就会消失。新生儿早期眼球尚未固定，看起来有点斗鸡眼，而且眼部的肌肉调节不良，常有短暂性斜视，属于正常生理现象。如果3个月后，宝宝仍旧斜视，应及时带他去医院就诊。

宝宝在睡醒时会慢慢睁开双眼，漫无目的地环视周围。能看见离眼20~30厘米远的鲜艳物体，有物品靠近眼睛时会眨眼。

▶ 护理：宝宝的眼睛很脆弱也很稚嫩，对待宝宝的眼睛一定要谨慎。如果宝宝刚睡醒，眼睛上有眼屎，可以用纱布蘸温水轻轻地擦拭。千万不可用手指或手指甲直接擦。如果眼睑上有硬皮，或者眼睛的分泌物总是屡擦不净，则要怀疑是不是结膜炎，需要带宝宝去看医生。如果需要滴眼药水，记得滴在宝宝内侧的眼角处。记得每次给宝宝清洁完眼睛后，要及时洗手，以防病菌感染其他部位。要给宝宝用单独的毛巾、洗脸盆等，并且与家里其他人的要隔离开，还要定时清洗。

鼻腔

宝宝跟大人一样，如果鼻痂或鼻涕堵塞了鼻孔，会很难受。

这时新妈妈可用细棉签或小毛巾角蘸水后湿润鼻腔内干痂，再轻轻按压鼻根部。

一般情况下，大部分的鼻涕会自行消失。不过，如果鼻子被过多的鼻涕堵塞，宝宝呼吸会变得很难受，

这时可以用球形的吸鼻器把鼻涕清理干净。

妈妈提前准备这些：❦干净的清水 ❦婴儿专用一次性棉签若干或婴儿专用球形吸鼻器
❦生理盐水溶液（如果没有，可以用橄榄油或润肤油代替）❦干净的宝宝毛巾
❦一定要选择在宝宝情绪好的时候做清洁工作

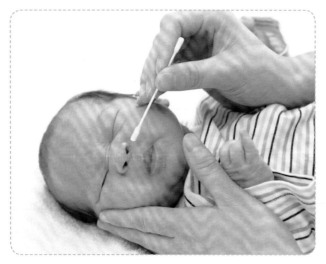

1 用棉棒蘸清水往鼻腔内各滴一滴，如果用球形吸鼻器，就让宝宝仰卧，往鼻腔里滴 1 滴盐水溶液。

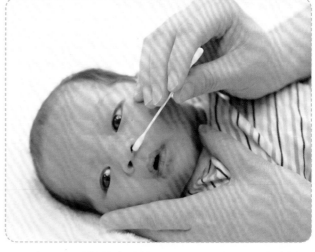

2 经一两分钟待鼻痂软化后再用干棉棒旋转着将鼻痂带出（或者把吸鼻器插入一个鼻孔，用食指按压住另一个鼻孔，把鼻涕吸出来，然后再吸另一个鼻孔）。动作一定要轻柔，以免伤害宝宝脆弱的鼻腔。

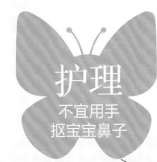

护理
不宜用手
抠宝宝鼻子

耳朵

新妈妈千万要记住，不要尝试给宝宝掏耳垢，因为这样容易伤到宝宝的耳膜，
而且耳垢可以保护宝宝耳道免受细菌的侵害。洗澡时千万不要让水进到宝宝的耳朵里。
如果妈妈觉得宝宝的耳朵脏脏的，可以按照以下的做法来给宝宝清洁耳朵。

妈妈提前准备这些：❌婴儿专用一次性棉签若干 ❌干净的宝宝小毛巾或干净棉布
❌清洁的温水 ❌给宝宝放段优美的音乐，让宝宝情绪愉快
🦋耳朵后面有湿疹的宝宝还要提前准备好专门的湿疹膏

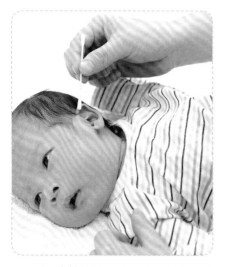

1 用棉签拭干外耳。可以用棉签蘸些温水拭干外耳道及外耳。洗澡后若发现宝宝耳部有水，也可以用干燥的棉签轻擦外耳道和耳廓。

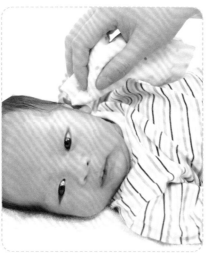

2 用湿棉布轻擦。如果妈妈觉得用棉签擦着很费劲，也可以将棉布浸湿，轻擦宝宝外耳的褶皱和隐蔽的部分，最好按照一个方向擦，别来回擦。

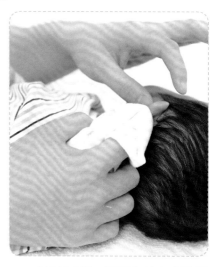

3 清洁耳背。妈妈在给宝宝洗澡或清洁的时候还要留意宝宝的耳朵后面，因为这个位置很容易被忽视，却可能积攒汗液和污渍，引起湿疹。

口腔

宝宝的口腔黏膜比较柔嫩，因为长期吃奶，奶渍没有清理掉，就会产生细菌。宝宝吃完奶后，新妈妈可以让宝宝喝几口温水，冲洗下口腔。对一些特殊现象，新妈妈也不用过于担心，要明白是什么原因引起的。

"马牙"

宝宝出生 3~5 天后，口腔内牙床上或硬腭两旁有像粟米或米粒大小的球状黄白色颗粒，数目不一，看起来像刚刚萌出的牙齿，有的就像小马驹口中的小牙齿，所以人们把这种现象俗称为"马牙"或"板牙"。

宝宝之所以出现"马牙"，是因为胚胎发育 6 周时，口腔黏膜上皮细胞开始增厚形成牙板，是牙齿发育最原始的组织。在牙板上细胞继续增生，每隔一段距离形成一个牙蕾并发育成牙胚，以便将来能够形成

牙齿。当牙胚发育到一定阶段就会破碎断裂并被推到牙床的表面，这属于正常生理现象，不需要医治。一般在出生后数周至数月会自行消失，不可胡乱用针去挑或用毛巾去擦，以防引起感染。

"螳螂嘴"

在新生儿口腔两边颊黏膜处有较明显地鼓起如药丸大小的东西，也被称为"螳螂嘴"，其实它是颊黏膜下的脂肪垫。这层脂肪垫是每个正常新生儿所具有的，它不仅不会妨碍新生儿吸奶，反而有助于新生儿吸吮，属于新生儿的正常生理现象。千万不能用针挑或用粗布擦拭。

因为在新生儿时期，唾液腺的功能尚未发育成熟，且口腔黏膜极为柔嫩，比较干燥，易破损，加之口腔黏膜血管丰富，所以细菌极易由损伤的黏膜处侵入，发生感染。轻者局部出血或发生口腔炎，重者可引起败血症，危及新生儿的生命。

如何护理宝宝口腔

新生儿的口腔黏膜又薄又嫩，不要试图用力擦拭它。要保护新生儿口腔的清洁，可以在给他喂奶之后再喂些白开水。也可以用纱布蘸温水，拧干后套在手指上，伸入新生儿口腔将新生儿嘴里的奶渣清理干净。

如果发现新生儿的口腔黏膜有白色奶样物，喝温水也冲不下去，而且用棉签轻轻擦拭也不易脱落，并有点充血的时候，则可能是念珠菌感染了，也就是鹅口疮。健康的宝宝一般情况下 15~30 天自己就会好。如果是因为使用抗生素不当造成口腔内菌群失调而导致发病的，这时就需要消毒新生儿的奶嘴和奶瓶，而且需要请教医生了。

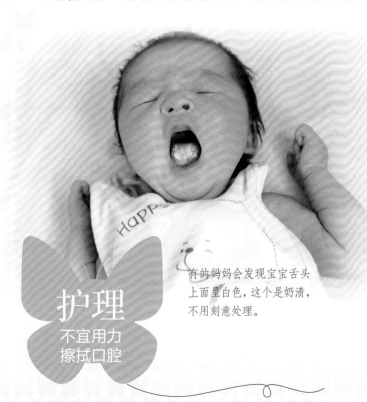

有的妈妈会发现宝宝舌头上面呈白色，这个是奶渍，不用刻意处理。

护理
不宜用力
擦拭口腔

乳房

新生儿的乳房在出生后第四五天出现轻度肿胀，并有少许乳汁溢出，7~10 天达到高潮。这是因为母亲在妊娠后期体内分泌雌激素（孕激素及催乳素），致使胎儿通过胎盘吸收了较多的激素所造成的乳腺一时性肿胀，无论男孩、女孩都可有，属于正常的生理现象，不需要特殊处理，两三周即可消失，千万不要挤压，否则恶果就是患"乳腺炎"。

老一辈人认为，新生儿乳房隆起，应将乳汁挤出来，尤其是女宝宝，认为此时不挤乳头，长大后会形成乳头凹陷。事实上，为新生女宝宝挤乳汁不是预防乳头内陷的方法，乳头是否内陷与此毫无关系。而且挤乳汁的做法是十分危险的，容易引起宝宝乳腺组织发炎。

新生儿乳房肿胀无需特殊处理，一般出生一两周后，其体内的激素水平逐渐降低，最后会全部分泌并排出体外，乳房肿大的现象也就自动消失了。

脐带

一般情况下，宝宝的脐带会在 1 周左右自行脱落，2 周左右自动愈合。这期间你需要护理好宝宝的脐带，避免其发炎、红肿。

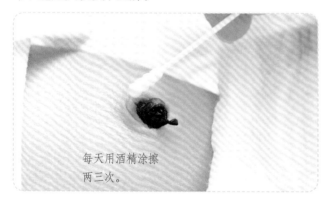

每天用酒精涂擦两三次。

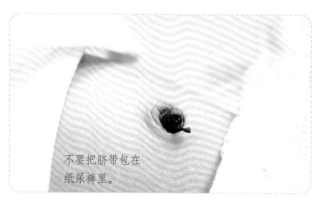

不要把脐带包在纸尿裤里。

1　用棉球或细纱布蘸 75% 的医用酒精，从内向外涂擦脐带根部和周围，每天涂擦两三次，待脐带干爽后，用纱布盖好。

2　在擦拭之前一定要先洗手，避免脐部接触爽身粉等各种粉剂，以免使脐部发炎不易愈合。

3　不要把脐带露在外面的一端包在尿布或纸尿裤里，以防大小便弄湿脐带。如果脐部被尿湿，必须立即消毒。

4　千万不要试图自己去除脐带，这样会导致细菌感染，甚至引发脐带的炎症。

5　要经常观察是否有感染的迹象，如果脐带流血、有异味或分泌物、周围红肿或脐带超过 1 个月未脱落或伤口未愈合，则需要马上去看医生。

女宝宝生殖器官

女宝宝出生时，其阴部可能比较突出，小阴唇相对较大，大阴唇发育好，能遮住小阴唇，处女膜微突出，可能有类似于"月经"或"白带"的少许分泌物流出。

"假月经"和"白带"

有些女宝宝的爸爸妈妈可能会发现，刚出生的女宝宝就出现了阴道流血，有时还有白色分泌物自阴道口流出。这是怎么回事呢？

其实这是一种正常现象。由于胎儿在母体内受到雌激素的影响，使新生儿的阴道上皮增生，阴道分泌物增多，还可使子宫内膜增生。胎儿娩出后，雌激素水平下降，子宫内膜脱落，阴道就会流出少量血性分泌物和白色分泌物，这一般发生在宝宝出生后 3~7 天，并持续 1 周左右。无论是"假月经"还是"白带"，都属于正常生理现象。爸爸妈妈不必惊慌失措，也不需任何治疗。

小阴唇粘连

小阴唇粘连表现为女宝宝的两片小阴唇融合在一起，从外观上看不到阴道口，但与先天性无阴症所不同的是：小阴唇粘连一般由外阴发炎所致，仔细观察可见一层灰色略透明的薄膜将小阴唇连在一起，而不是真正的没有阴道口。小阴唇粘连的宝宝仍可排尿，但尿流较细。

▶ 护理重点：患有阴道粘连的宝宝可以到医院进行分离治疗。手术非常小，在门诊就可进行，如果父母不愿让宝宝做手术治疗，平时可经常清洗，粘连的小阴唇有可能会逐步分开，否则的话就要进行手术治疗。施行小阴唇粘连分离术后，父母应该每日为宝宝阴部擦一些抗菌素油膏，时间持续半个月，这样可以有效防止术后阴唇再度粘连。

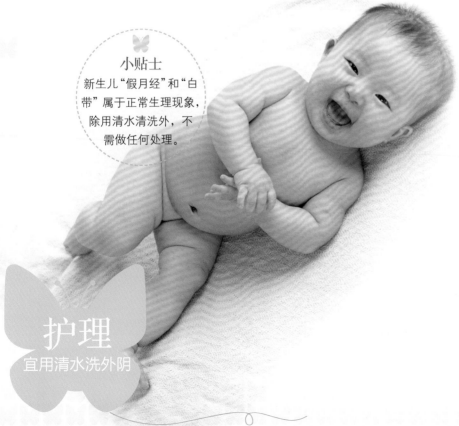

小贴士

新生儿"假月经"和"白带"属于正常生理现象，除用清水清洗外，不需做任何处理。

护理
宜用清水洗外阴

男宝宝生殖器官

男宝宝出生时可能会出现阴囊大小不等的现象，睾丸则可能降至阴囊内，也可停留在腹股沟处或摸不清，阴茎、龟头和包皮可有松弛的黏膜。

隐睾

有男宝宝的家庭要特别留意一下宝宝是否有隐睾。隐睾是指男宝宝出生后单侧或双侧睾丸未降至阴囊而停留在其正常下降过程中的任何一处。也就是说阴囊内没有睾丸或仅有一侧有睾丸。大多数足月宝宝，出生时睾丸就已经下降到阴囊中了。如果长时间还没下降，就要及时看医生，以免影响宝宝睾丸的发育。

阴囊里有包块

触摸宝宝阴囊时，若是发现有睾丸以外的包块，可能是有"腹股沟斜疝"。在婴儿时期，有些宝宝由于腹壁肌肉过于薄弱，在啼哭、便秘及咳嗽时，导致肠管从薄弱处突出体表，而在安静或睡眠时，突出的包块可从原来的孔道回到腹腔。如果发生在阴囊上方，以及大腿根与腹部相连接处内侧，叫做"腹股沟斜疝"，肉眼可见到阴囊肿大。严重时可发生嵌顿，造成肠管梗阻，给宝宝造成痛苦。

"腹股沟斜疝"一般不全自愈，应选择合适就医时间，进行手术治疗，目前这种手术相当安全可靠，不受年龄限制，以免发生嵌顿。

新生儿阴囊积水

阴囊积水是发生在新生男宝宝生殖器官处的疾病。当体液聚集在睾丸周围的空间时，会造成无痛的阴囊肿胀。新生儿经常会发生鞘膜积液，然而这种症状通常会在 6 个月后就自然痊愈。而年龄较大的宝宝突然出现阴囊水肿，则可能是因为外伤造成的。

鞘膜积液可能与腹股沟疝气有关，而且可能需要进行手术。年龄较大的宝宝突然出现鞘膜积液也应该由医生进行诊断。它可能是因为外伤所致，或许可以在不用治疗的情况下就自然好转。不过还是得接受包括超声波扫描在内的检查，以排除睾丸受伤的可能性。

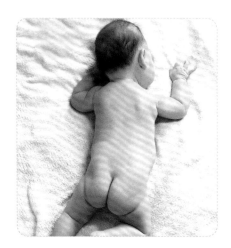

用清水洗屁屁 宝宝尿尿或者便便之后，最好用清水洗洗小屁屁，然后用棉毛巾擦干水，保持屁屁的干爽。

皮肤

宝宝的皮肤特别娇嫩，但是，新手爸妈会有一些疑虑，为什么宝宝的脸上会有细细的绒毛，手上还有脱皮，看起来像个小老头？其实，这些都是新生儿的特有现象，新手爸妈完全不用担心，它们会随着宝宝长大而消失。

胎脂、胎毛

新生儿的皮肤细嫩而有弹性，呈粉红色，外覆有一层奶油样的胎脂。在鼻尖、两鼻翼和鼻与颊之间，常有因皮脂堆积而形成的黄白色小点。胎毛于出生时已大部分脱落，但在面部、肩上、背上及骶尾骨部仍留有较少的胎毛。宝宝皮肤上也会起斑点及皮疹，但这很常见，一般几天后会自动消失。

红斑

宝宝出生后 1 周左右，皮肤上可能会出现形状不一、大小不等的红斑，红斑分布全身，尤以面部和躯干较多，颜色鲜红，按压后褪色。

宝宝出现此红斑时，精神良好，哭声有力，体温、进食都正常，但有的宝宝会出现脱皮和不适现象。遇到这种情况，新手爸妈先别着急，这是新生儿红斑，

是由于宝宝出生后，皮肤接触外界空气、温度、光等刺激做出的正常反应。一般出现两三天后会自然消退，不需要任何治疗。

脱皮现象

几乎所有的新生儿都会有脱皮的现象，不论是轻微的皮屑，或是像蛇一样的脱皮，爸爸妈妈都不必担心。只要宝宝饮食、睡眠都没问题就是正常现象。

脱皮是因为新生儿皮肤最上层的角质层发育不完全而引起的脱落。此外，新生儿连接表皮和真皮的基底膜并不发达，使表皮和真皮的连接不够紧密，造成了表皮的脱落。这种脱皮的现象全身都有可能出现，但以四肢、耳后较为明显，只要在洗澡时使其自然脱落即可，无需特别采取保护措施或强行将脱皮撕下。若脱皮合并红肿或水疱等其他症状，则可能为病症，需要就诊。

还有的妈妈会发现，自己的宝宝刚出生时屁屁上青一块紫一块，像是被打的一样。其实不用担心，这是胎记，一般随着宝宝不断长大，多数会逐渐消失的。

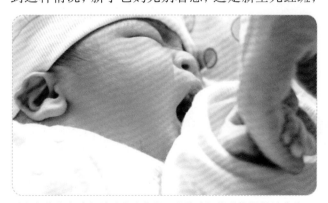

刚出生的宝宝脸部胎毛会比较长，随着时间推移会慢慢脱落的。

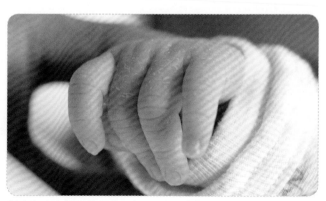

新生儿手脚脱皮很正常，千万不要用手撕。

新生儿皮肤青紫

正常新生儿刚出生时，他的口周、手掌、足趾及甲床等处会呈现青紫色，这是由于动脉导管与卵圆孔尚未关闭，仍保持着右至左分流，肺尚未完全扩张，肺换气功能不完善，以及周围皮肤血流灌注不良所致。几分钟后，循环系统的改变完成，动静脉血流完全分开，口唇和甲床会变成粉红色。但有时新生儿的皮肤仍呈轻度青紫，尤其出生时暴露在寒冷环境中，肢体远端局部血流变慢，还原血红蛋白增多，虽血氧分压不低，肢端仍呈明显青紫，称为周围性青紫，经保温后青紫可减轻或消失。另外，正常新生儿在用力啼哭时也可出现青紫，是因为啼哭时胸腔内压增加，使右心房压力升高，超过了左心房压力，形成经卵圆孔的右至左分流，这种暂时性青紫在啼哭停止后立即消失。这些皮肤青紫都是一过性的生理现象。

但是也不能忽略病理性的皮肤青紫。病理性皮肤青紫既可由肺部疾病换气不足引起，也可因先天性心脏病导致，并且还可见于中枢神经系统损伤及某些血液病。在检查新生儿有无皮肤青紫时，应在日光下进行，仔细观察口腔黏膜、甲床和眼结合膜。

粟粒疹

如果妈妈发现自己刚出生的宝宝面颊和鼻子上长有一些小白点，那就是粟粒疹。粟粒疹没什么大碍，非常普遍，大约 40% 的宝宝都会长粟粒疹，最常出现在宝宝脸颊上部、鼻子或下巴上。有的宝宝只有几个，有的宝宝则可能有很多粟粒疹。

看到宝宝漂亮的脸上有这些小疙瘩，爸爸妈妈可能觉得不太舒服。医生会建议不要在宝宝的粟粒疹上抹任何油霜或药膏。这些粟粒疹既不疼，也不会感染，不用治疗，会在两三周后自行消失，最迟一个月也会消失。

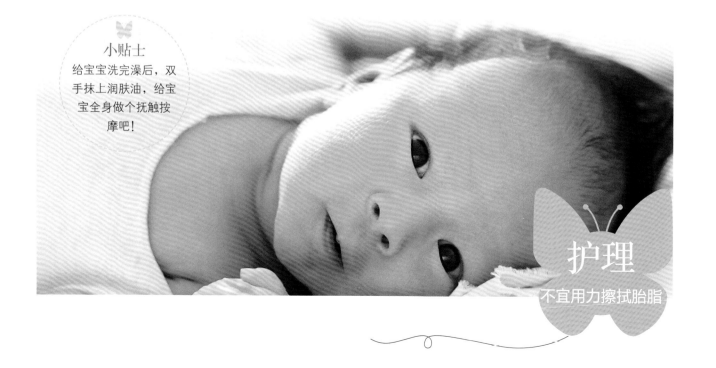

小贴士
给宝宝洗完澡后，双手抹上润肤油，给宝宝全身做个抚触按摩吧！

护理
不宜用力擦拭胎脂

温柔对待宝宝的
小身体

宝宝的皮肤柔嫩细软，器官、系统发育还不完善，对外界适应能力较差，身体抵抗能力较弱，在护理宝宝的时候一定要温柔对待，细心呵护。

小心对待宝宝的脐带

脐带曾是胎儿与母亲相互"沟通"的要道，在胎儿出生后，医生会将这条脐带结扎，宝宝将与母体脱离关系。残留在宝宝身体上的脐带残端，在未愈合脱落前，对宝宝来说十分重要，一定要护理好。脐带一般在出生后一两周会脱落。妈妈如果遵循脐带护理的 3 大原则，就可以轻松照顾宝宝了。

》 要保持干燥，避免闷热。在宝宝脐带脱落前应保持干燥，尤其洗澡时不慎将脐带根部弄湿，应先以干燥小棉棒擦拭干净，再执行脐带护理，绝对不能用面霜、乳液及油类涂抹脐带根部。

》 要避免摩擦。纸尿裤大小要适当，千万不要使纸尿裤的腰际刚好在脐带根部，这样在宝宝活动时易摩擦到脐带根部，导致破皮发红，甚至出血。

》 纱布要及时去除。为了保护脐部，医护人员往往将脐部敷上纱布。纱布应该在生后 12~24 小时去除，如包扎的时间过长，纱布易被宝宝的大小便污染，给细菌在脐部生长繁殖创造条件。纱布去除后，新手爸妈要细心观察脐带，避免出现红肿、渗液、化脓、出血等异常情况。

护理
保持脐带
干燥、清洁

一定要勤剪指甲

宝宝的指甲每周大约会长 0.7 毫米，因此，爸爸妈妈要及时给宝宝修剪指甲。一般来说，手指甲 1 周内要修剪一两次，脚趾甲 1 个月修剪一两次，指甲的长度以指甲顶端与指顶齐平为佳。建议在宝宝熟睡时进行修剪。

> **辣妈说**
> • 宝宝此时吮手指是智力发展的信号。
> • 爸爸妈妈应每天清洗宝宝的小手，鼓励宝宝尽情玩耍小手。

》 剪指甲工具的选择。选择专门针对婴儿的小指甲设计的产品，要求灵活度高、刀面锋利，可一次顺利修剪成型。顶部钝头设计，不用担心会戳伤宝宝。

》 剪指甲的方法。靠在宝宝睡觉的床边，握住宝宝靠近你这边的小手，最好能同方向、同角度。分开宝宝的五指，捏住其中的一个指头剪，剪好一个换一个。先剪中间，再剪两头。指甲两侧的角不能剪得太深，否则容易成为"嵌甲"。剪完后，妈妈用自己的手指沿宝宝的小指甲边摸一圈，检查一下。

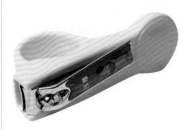

快乐日光浴

阳光是最好的维生素 D "活化剂"，阳光还能促进宝宝的血液循环，帮助宝宝吸收钙质，使宝宝的骨骼、牙齿、肌肉发育得更强健。一句话，无论春夏秋冬，宝宝都需要晒太阳，进行 "日光浴"。

> 辣妈说
> • 晒太阳不要隔着玻璃晒，否则起不到应有的效果。
> • 夏天不宜中午出去暴晒。
> • 父母最好随身携带水杯，及时给宝宝补充水分。

▶ 按顺序进行。刚开始进行日光浴时，可以先晒晒宝宝的脸和手脚；四五天后习惯了，再把裤腿卷起来晒到膝盖；再过四五天就可以晒到大腿。按这种顺序，每过四五天就可多裸露一点，渐次为腹部→胸部→背部→全身。

▶ 最佳时间。春秋季以上午 10 点左右为宜，夏季安排在上午 8 点左右，冬季在上午 11 点左右。日光照射时，根据不同的气温尽量暴露宝宝的皮肤，如夏季可穿短裤、赤身，春秋季以暴露四肢为主，冬季则暴露脸和臀部。

▶ 晒太阳时的注意事项。宝宝可以在出生五六天后开始晒太阳，时间应循序渐进，逐渐延长。宝宝每次晒太阳的时间从 2 分钟开始，每隔一两天可增加 1 分钟，经过一个月的过渡期延长至 20 分钟左右。宝宝在空腹时和刚进食后不宜长时间晒太阳，生病时或湿疹严重时也不要暴晒。

宝宝不喜欢闪光灯

爸爸妈妈喜欢用相机记录宝宝成长的过程。然而给宝宝拍照并非易事，需要家长、摄影师、摄影助理等人引导宝宝，逗宝宝开心，一起配合才能完成。

> 辣妈说
> • 尽量记录下宝宝每一个可爱的表情。
> • 每次拍照时间不宜太长。最好选择在宝宝熟悉的家里拍照。

如果爸爸妈妈有一定的拍摄经验，可以自己给宝宝拍照。但要注意以下几点：

▶ 背景朴素。背景不要杂乱，配合一些小道具，拍出来的照片就很好看，朴素的背景最合适。

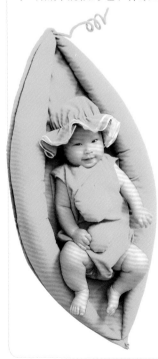

▶ 不要用闪光灯。给宝宝照相一般都是自然光加柔光，不要用闪光灯，因为宝宝对刺眼的太阳光和闪光灯都非常敏感。

▶ 注意宝宝情绪。拍照时一定要注意宝宝的情绪。宝宝哭闹时，可以拍几张哭的照片，也是很可爱的，但不要太多。宝宝心情舒畅的时候，拍的照片当然也阳光灿烂了！

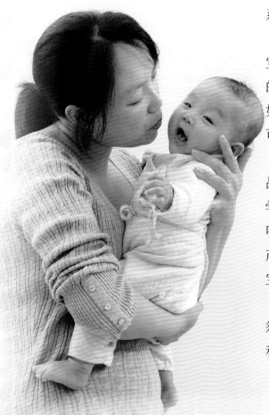

不要捏宝宝的脸蛋

　　宝宝皮肤粉嫩，模样可爱，爸爸妈妈总会忍不住捏捏脸蛋来表达自己的爱，亲戚朋友看到可爱的宝宝，也会伸出手，捏捏宝宝的小脸，说一句，长得真可人疼！

　　但是，育儿专家指出，捏脸蛋看上去只是一个小小的动作，对宝宝的潜在伤害却是非常大的。如果经常捏宝宝的脸蛋，宝宝的腮腺和腮腺管一次又一次地受到挤伤，会造成宝宝出现流口水的现象，严重的还会患上口腔黏膜炎等疾病。其实，爸爸妈妈可以用抱一抱宝宝、拉宝宝的小手、对宝宝微笑来向宝宝示好，这样更安全有爱。

不要总亲宝宝

　　生了个白白胖胖的小家伙，很多新手爸妈都会高兴地频繁亲吻宝宝。但是很少有人能够意识到，随意亲吻宝宝脸蛋的行为其实是一种非常不卫生的生活习惯，稍不注意，就会给宝宝带来疾病，尤其以呼吸系统和消化系统疾病最为常见。

　　很多疾病特别是呼吸系统疾病是通过唾液和飞沫传播的，加上宝宝本身免疫系统发育不完善，对疾病的防御能力有限，当带有感冒病毒的人亲了宝宝后，很容易将病毒传染给宝宝。还有些人患有口腔疾病，如牙龈炎、口腔炎、龋齿等，如果嘴对嘴亲了宝宝，那么这些病菌也有可能会导致宝宝染病。

　　平时喜欢化妆的新妈妈也不要随意亲吻宝宝。因为脸上涂的化妆品和嘴唇上的口红大部分都含有香料、防腐剂和各种有机化合物等化学成分，对皮肤非常有害，不但刺激性强，还有着较大的毒性，通过亲吻宝宝的脸蛋或小嘴，直接与宝宝皮肤接触，不但会对宝宝稚嫩的皮肤产生伤害，引起接触性皮炎，有些化学物质还有可能通过皮肤吸收进入宝宝体内，对肝肾功能和免疫系统造成损害。

　　所以，为了宝宝的健康，最好不要随便亲宝宝。家人要亲宝宝也必须保证自己无呼吸道、消化道疾病以及其他传染病，同时要注意手、脸和口腔的清洁。

满月头宜剪不宜剃

民间流传着宝宝满月时要剃满月头的习惯，即用剃头刀刮净宝宝头上的胎发，认为这样可以使以后的头发增多、变粗。其实，这种说法没有科学依据。

剃发易导致感染

宝宝头皮受伤后，由于对疾病抵抗力较低，皮肤黏膜的自卫能力较弱，解毒能力又不强，常使细菌侵入头皮，引起头皮发炎或毛囊炎。这会影响宝宝的头发生长，并使头发脱落。一些宝宝所患的黄癣（俗称"癞子头"），有很多就是由剃发传染的。还有更为严重的情况是，头皮被损伤后，如果处理不当或挤压，还可引起严重的感染。因此，从预防感染的角度考虑，确实要给满月宝宝理发时，剪发要比剃发更合理，更安全。

宝宝头发的浓密程度与遗传、营养等因素有关，剃头并不能改善头发稀少的情况。

胎发会自己脱落

正常的情况下，宝宝的胎发都会由日后长出的头发替换掉，不需要去剃除。而且，一个人的头发多少、是否黑亮与遗传和营养密切相关。不管是剃光还是剪掉，去除的只是已经角化了的、没有生命活力的那一部分毛发，影响不了它本身的生长。因此，与其用剃头的方法来希望宝宝头发长得浓密一些，不如关注宝宝的营养，让他有足够的营养用于长头发。

宜剪不宜剃

在剃头的过程中，刀片会对宝宝的头皮造成许多肉眼看不到的损伤。作为人体的第一道防线，宝宝的皮肤还不能很好抵御病菌的入侵，因此，从预防感染的角度考虑，剪发要比剃发更安全，用剪刀剪去过长的头发，既可以让宝宝显得精神又不会对头皮造成损伤。

护理
不宜剃光头

抚触方法

婴儿抚触是通过新妈妈对宝宝的皮肤和身体各个部位进行有次序、有技巧的抚摩，
刺激宝宝的中枢神经和淋巴系统，从而增强宝宝的抵抗力，提高四肢的协调能力，
改善呼吸、循环功能，缓解肠胀气和便秘，并改善睡眠质量，有利于宝宝的生长发育。

妈妈提前准备这些：❥温水（清洗干净双手）❥软硬合适的床 ❥干净的床单或隔尿垫
❥调节室温至 25~28℃ ❥播放轻柔的音乐 ❥妈妈需要取下所有首饰、手表，
修剪指甲、洗手，用婴儿润肤露滋润手部 ❥宝宝脱掉所有的衣物（最好沐浴后）❥婴儿润肤露、润肤油

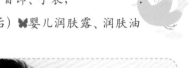

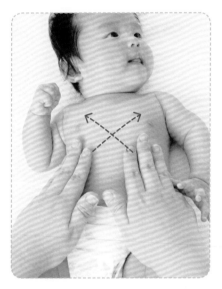

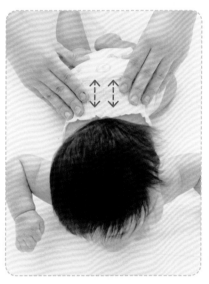

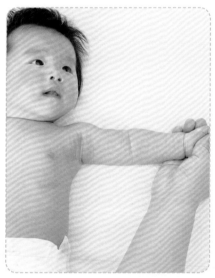

1 胸膛和躯干。双手自上而下反复轻抚宝宝的身体。然后两手分别从胸部的外下侧，向对侧肩部按摩，可使宝宝呼吸循环更顺畅。

2 臀部及背部按摩。宝宝呈俯卧位，双手四指并拢，与拇指配合，先揉按宝宝的臀部。然后向上，捏按宝宝背部，由下向上，再从上往下，反复 5 次左右。

3 上肢按摩。宝宝仰卧躺在松软的床上或垫子上，妈妈正对着宝宝。两手分别握住宝宝的小手，抬起宝宝的胳膊在胸前打开再合拢。这能使宝宝放松背部，锻炼肺部功能。

4 下肢按摩。

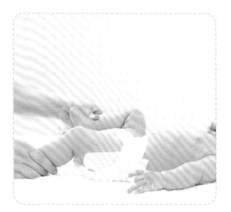 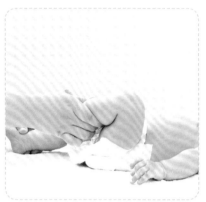 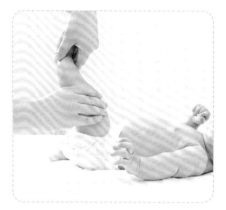

• 上下移动宝宝的双腿，模拟走路的样子。这个动作可使左右脑都得到刺激。宝宝如果不配合，可以用小玩具或者其他宝宝感兴趣的东西逗引。

• 然后再同时向上推宝宝的小腿。

• 妈妈抬起宝宝的腿部，四指并拢，按摩膝盖部位。

5 脚部按摩。

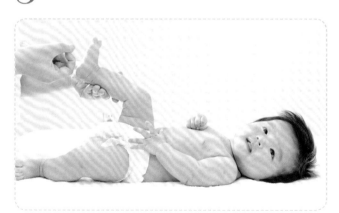 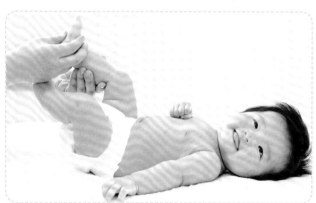

• 抬起宝宝一只脚，弹食指，使宝宝的脚部感受弹击力。

• 然后用大拇指按摩宝宝的脚底。

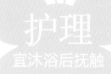
护理
宜沐浴后抚触

新生儿的四季护理

春季护理

春天是万物复苏的季节，但是春季也是一年中气候变化无常的季节。很多微生物开始繁殖，病毒、细菌感染、过敏的机会也会随之增多。在春季，宝宝易感受风寒，还容易出现呼吸道感染。所以，如果宝宝是在春季出生，一定要做好护理工作。

» 初春时，室外温度还非常低，尽量不要带宝宝去户外，以免受风寒，着凉感冒。

» 春天温度还很低，千万不要过早给宝宝减衣物。"春捂"的意思就是在春天要适当多穿点衣服，不应该过早给宝宝减衣服。但是不能捂太多，以免造成脱水热，宜定时给宝宝量体温。

» 晚春带宝宝去晒太阳时，也应选择天气晴朗，室外温度高的时段。注意每次户外活动时间应控制在 5 分钟左右。

» 春天天气寒冷的同时，空气也比较干燥，尤其是北方，春季室内有暖气时，室内外温差大，断暖气后，温度骤减，一定要注意给宝宝保暖，另外，要适当给宝宝补充水分。

夏季护理

夏天气温高，气候湿热或者干燥，不但妈妈的月子难熬，宝宝的护理也格外棘手。此时护理宝宝需要注意以下几点：

» 要注意室温。由于宝宝体温调节功能不完善，因此房间室温最好保持在 22~24℃，通风要良好，只要不直接被穿堂风吹到，一般不会着凉。

» 要注意皮肤护理。每天用温水洗澡一两次，用软毛巾擦干颈、腋及皱褶等部位后，可在这些部位抹上少许爽身粉。

» 要消灭室内的蚊蝇。宝宝是蚊蝇最容易"欺负"的对象。

» 不要让宝宝过分哭闹。过分哭闹会使体温升高和出汗，还极易长痱子或皮肤脓疮。

护理
四季护理宜
区别对待

秋季护理

　　进入秋季后，气候变得干燥，宝宝最容易上火。宝宝一旦上火就会出现皮肤干燥，或者发生湿疹、口干、腹胀、便秘、烦躁、易哭闹等现象。建议母乳喂养的妈妈适当多饮水，多补充新鲜蔬菜和水果，忌食辣椒等辛辣食物；人工喂养的宝宝，在两顿奶之间，给宝宝补充适量的白开水。

❥ 不要见凉就捂。刚刚见凉，就把宝宝捂起来，宝宝的呼吸道对寒冷的耐受性就会非常差。寒冷来临，即使足不出户，也容易患呼吸道感染。秋季是宝宝不易患病的季节，要利用这个季节提高宝宝体质。爸爸妈妈要有意识地锻炼宝宝的耐寒能力，增强呼吸道抵抗力，使宝宝安全度过肺炎高发的冬季。

❥ 预防秋季疾病。秋季腹泻起病急，初期常伴有感冒症状，如咳嗽、鼻塞、流涕，半数患儿还会发热（常见于病程初期），一般为低热，很少高热。在家庭护理中，预防脱水是最重要的环节。

❥ 增加活动量。比较胖的宝宝、长了湿疹的宝宝、食物过敏的宝宝，都易在渐冷的秋季出现痰鸣。呼吸时嗓子发出呼噜呼噜的声响，摸摸宝宝的后背、前胸时，妈妈会感到宝宝发喘。所以，妈妈可以适当带宝宝做运动，抚触、按摩、做被动操都可以。

冬季护理

　　冬季寒冷，对宝宝来说，更应得到爸爸妈妈特殊的关爱和照顾。在日常的护理当中，新手爸妈应该注意以下几点：

❥ 注意保暖。由于宝宝体温调节中枢发育不完全，体温调节功能差，而宝宝的体温应该保持在36.5℃左右为宜，如果温度过高，可能导致宝宝出现发热、脱水热等现象，应及时给他补充水分。

❥ 保持空气流通。新鲜的空气对母亲和宝宝都很重要。如果房间密不透风，会使屋内的空气变得污浊，这对母婴健康都是很不利的。因此冬天也要每天定时开窗。

❥ 坚持母乳喂养。冬天是呼吸道感染等多种疾病的多发时期，而母乳中含有的抗体能帮助宝宝抵御疾病的侵害。因此冬季一定要坚持母乳喂养。

❥ 冬季洗澡要迅速。冬季在给宝宝洗澡时，可以适当升高室内温度。洗澡时，动作要快，时间要短，水要准备多些，水温最好控制在37~43℃，10分钟以内洗完，迅速擦干，迅速穿衣，一般不会出问题。洗澡需要的婴儿洗液、大毛巾、干净的衣服等，要提前放在手边。

怎样抱宝宝最舒服

刚出生的宝宝全身还是软绵绵的，看上去是那么娇柔，头部还无法抬起，颈部和背部肌肉发育还不完善，支撑无力。因此，用最安全、舒服的姿势来抱宝宝至关重要。

保护要点

抱宝宝的重点是动作轻柔，保护好头、颈和腰部，给宝宝头、颈和肢体很好的支持，不仅要舒服，还要让宝宝有安全感。符合此保护要点的抱宝宝姿势有几种，新手爸妈早了解，就能更好地抱宝宝。

和宝宝心贴心抱

将宝宝抱起，面对面，心贴心，一只手托住他的臀部，护住腰部，另一只手护住颈部和后背，妈妈可以轻拍宝宝后背，也可以轻轻摇动身体，这是一种让宝宝感到安全和舒服的姿势。

趴卧于手臂上

将宝宝面向下抱着，让宝宝的小脸颊一侧靠在妈妈的前臂上，双手托住他的躯体，让他趴在你的双臂上，这个姿势还可以来回摇摆婴儿，往往会使他非常高兴，宝宝很喜欢这样的抱姿。

宝宝面向前抱

当宝宝稍大一些，可较好地控制自己的头部时，让宝宝背靠着你的胸部，用一只手托住他的臀部，另一只手围住他的胸部。这样的姿势可使他的视野更开阔。

横抱于臂弯中

宝宝仰卧时，妈妈用左手轻轻插到他的腰部和臀部下面，用右手轻轻揽住宝宝的头颈下方，慢慢地抱起他，这样，宝宝的身体有依托，头也不会往后垂；然后将宝宝头颈下方的右手慢慢移向臂弯，将他的头小心放到臂弯中，这样将宝宝横抱在臂弯里，会使他感到很舒服。

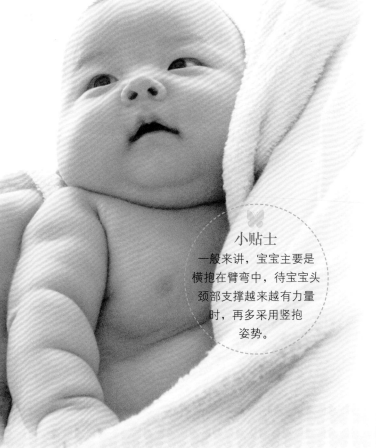

小贴士

一般来讲，宝宝主要是横抱在臂弯中，待宝宝头颈部支撑越来越有力量时，再多采用竖抱姿势。

护理
新生儿宜横抱

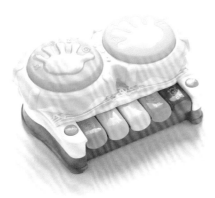

怎样和宝宝交谈

妈妈在哺育宝宝时是不是经常和他交谈呢？妈妈的回答一定是："是的，我经常和宝宝说话啊！"但是，你有没有注意谈话的质量、时间、次数、方式、语调等因素？以下这些建议会帮助你提高宝宝的语言能力。

妈妈要多和宝宝说话

研究证明，宝宝获得词汇量的多少，在很大程度上取决于妈妈对宝宝说话的数量。研究者在对 20 个月的宝宝的语汇掌握的调查中，得到这样的结果：比起不太能听到妈妈说话的宝宝，经常听到妈妈说话的宝宝所掌握的词汇要多（平均）131 个，在对 2 岁的宝宝所做的同样的调查中，两组之间所掌握的词汇量的差距，竟然达到（平均）295 个。

交谈的数量及质量

在一个拥有大量语言交流的家庭里，宝宝到 1 周岁时就能接触到 1300 万个词汇，而在一个不经常进行语言交流的家庭里，宝宝到 1 周岁接触词汇数量与大量语言交流家庭有明显差距。倾听语言对语言能力的影响不是一朝一夕的，而是日复一日、点滴积累而成的。交谈仅有数量是不够的，还要保证交谈质量。宝宝对词语的使用和解释来自于成人，语言发展的优劣来自于家人为宝宝创造的语言环境。

成功秘诀

尽可能多地和宝宝大量交谈，这是保持亲子亲密接触的好办法。倾听宝宝的声音，当他发出声音时要回应、微笑。积极回应咿呀学语声，这会鼓励宝宝有更多的发声。帮助宝宝集中注意力，为他指出环境中事物的名称，并帮助他观察。和宝宝说话时音调、频率、速度、表情、动作、肢体语言的丰富程度要易于宝宝接受和理解。

做做快乐被动操

如果宝宝每天都静静地躺在那里，怎么能长得又快又好呢？妈妈快来帮助宝宝做被动体操，让宝宝的筋骨活动开来，长得更壮吧！

什么是婴儿被动操

婴儿被动操是一种适合 0~12 个月宝宝的，与运动相联系的锻炼方法，宝宝在 7 个月前主要是被动运动的形式。被动运动即完全由成人帮助完成每项动作，宝宝 7 个月后可做主动运动。

婴儿被动操的意义

加强宝宝骨骼、肌肉系统的功能，促进动作发育；健壮呼吸器官，使肺活量增加；促进血液循环和新陈代谢；愉悦情绪；促进神经、心理的发育。

时间安排及注意事项

做操时成人的动作要轻柔而有节奏；时间在喂奶后 1 小时左右；室温保持在 18℃左右；宝宝以裸体或穿少量轻便的衣服为宜。

推荐一款婴儿被动操

预备姿势：宝宝仰卧，成人双手握住宝宝双腕，大拇指放在宝宝掌心里，使宝宝握紧，两臂放于体侧。

▶ 第一节：双臂胸前交叉

两臂向左右分开，然后向胸前交叉，再还原，做 8 次。

▶ 第二节：双臂伸屈运动

弯曲宝宝肘关节，使手触肩再还原，每侧 4 次。

▶ 第三节：上肢回旋运动

以肩关节为轴，将上肢由内向外旋转，每侧 4 次。

▶ 第四节：双臂上举、前平举

两臂左右分开，向上举，前平举，还原，共做 8 次。

▶ 第五节：双腿伸屈运动

妈妈双手握宝宝脚踝部，同时曲缩两腿到胸腹部，再还原，共做 8 次。

▶ 第六节：两腿轮流伸屈运动

做法同前，区分是两腿交替做，各做 4 次。

▶ 第七节：双腿伸直上举

妈妈双手握住宝宝伸直的双腿膝部，并上举，使之与腹部成直角，共做 8 次。

▶ 第八节：下肢回旋运动

以宝宝下肢髋关节为轴，由内向外旋转，左右轮流做，每侧 4 次。

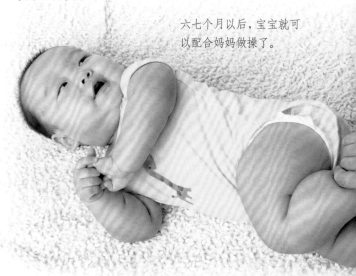

六七个月以后，宝宝就可以配合妈妈做操了。

如何护理宝宝皮肤褶皱部位

宝宝皮肤褶皱的地方往往是妈妈最容易忽略的地方，而且因为天气的干燥，宝宝的褶皱处很容易滋生细菌，导致各种皮肤问题。在平日护理的时候妈妈应该多加留心，同时合理地为宝宝使用婴儿专用护肤品，保证宝宝的肌肤洁净，身体能够健康成长。

日常护肤

妈妈平时要经常给宝宝裸露在外的部位，比如脸、手或油脂分泌少的部位，如脚后跟等部位，涂抹婴儿专用的润肤品。

清洁护理

每天洗澡时，将皮肤褶缝扒开，清洗干净，特别是对肥胖、皮肤褶缝深的宝宝，更应注意。并且用柔软的干毛巾将水分吸干，只要保持通风、干燥，宝宝的皮肤一般不会有问题。

爽身粉

在清洁皮肤后，可以扑些婴儿专用的爽身粉。需注意的是：爽身粉不宜扑得过多，否则易遇湿结块，而且扑粉过多容易导致宝宝误吸入体内，有损健康。

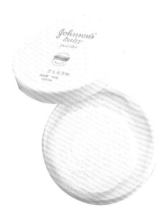

宝宝皮肤干燥怎么办

不是只有大人才会皮肤干燥，宝宝也会皮肤干燥。可以采取下面的措施预防宝宝皮肤干燥：

> 可涂些婴儿润肤霜防止皮肤干燥。每天洗澡后，可以给宝宝做做抚触，按摩宝宝的身体时，双手抹上婴儿油或婴儿润肤霜。如果宝宝全身的皮肤都比较干燥，而且发痒，可在洗澡水中滴入数滴婴儿润肤油，洗完澡后再全身涂擦润肤霜。

> 开加湿器防止皮肤干燥。如果家里空气干燥，不妨在宝宝的房间里放一个喷雾加湿器。注意喷雾不要对着宝宝睡觉的方向，以免引起呼吸问题，引发感冒。

> 保护宝宝免受冷热天气的伤害。天气很冷时，一定要注意保暖，防止宝宝的手脚因寒冷和大风而干裂。

> 缩短洗澡时间防止皮肤干燥。平时给宝宝洗澡时间不要过长，大约 10 分钟最合适。另外，宝宝洗澡，特别是皮肤容易干燥的宝宝洗澡，不要用任何洗护用品，清水即可。

> 多吃蔬菜。母乳喂养的宝宝，妈妈要多吃新鲜水果和蔬菜，补充维生素 C 和维生素 E 的摄入。通过乳汁，让宝宝也吸收到这些营养。

> 选择合适的出门时机。尽量避免在风大的时候出门，不要使宝宝的皮肤长时间暴露在干燥的空气中。

护理
秋冬季节
宜涂抹润肤霜

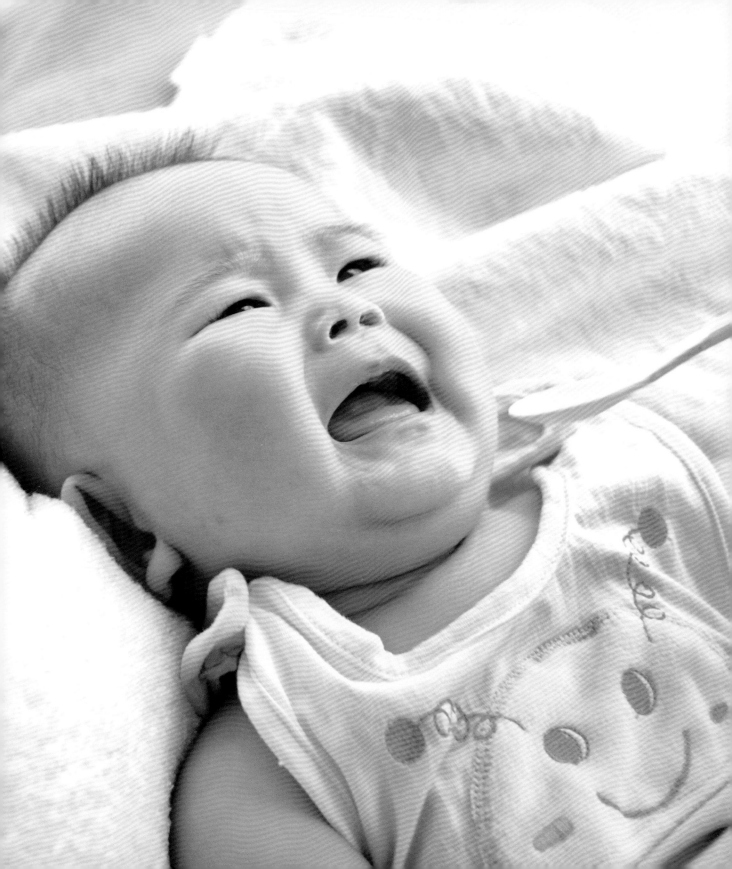

生病、不适与疫苗

　　新妈妈最难过的一关莫过于宝宝生病了。宝宝生病难受时，新手爸妈恨不得替宝宝生病。宝宝没办法表达，只能通过哭声来告诉爸爸妈妈，那么在宝宝生病的时候，应该怎么护理呢？怎么给宝宝喂药呢？在宝宝出生后有哪些疫苗要接种呢？新妈妈一定要提前了解。

新生儿常见
疾病与不适

初为人之父母，看到幼小的宝宝的每一眼都喜不自禁，小心翼翼地呵护着他、宠爱着他，生怕哪里照顾不到位，就会让宝宝不舒服或者生病。但是，刚出生的宝宝太娇嫩，抵抗力太差，一不小心，出现了某些症状时，新手爸妈一定要冷静应对，学习正确的护理方法，让宝宝尽快康复、健康成长。

感冒

宝宝由于免疫系统尚未发育成熟，所以更容易患感冒，特别是在冬春季节出生的宝宝。

一般新生儿感冒将持续 7~10 天，有时可持续 2 周左右。咳嗽是最晚消失的症状，它往往会持续几周。

3 个月内的宝宝，一出现感冒的症状，就要立即带他去看医生。尤其是当宝宝发热超过 37.5℃（腋下温度）或有咳嗽症状时。

感冒的防治

◈ 带着宝宝去医院，进行一些检查，了解感冒的原因。

◈ 如果是合并细菌感染，医院会给宝宝开一些抗生素，一定要按时按剂量吃药。

◈ 如果是病毒性感冒，则没有特效药，主要就是要照顾好宝宝，减轻症状，一般过上 7~10 天就好了。

◈ 如果鼻子堵塞已经造成了宝宝吃奶困难，就需要请医生开一点盐水滴鼻液，在吃奶前 15 分钟滴鼻，过一会儿，即可用吸鼻器将鼻腔中的盐水和黏液吸出。

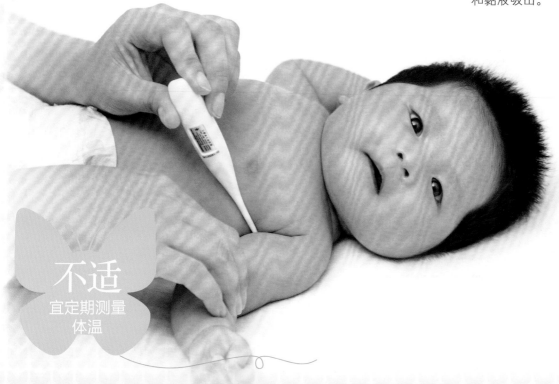

不适
宜定期测量体温

黄疸

新生儿黄疸分为生理性黄疸和病理性黄疸。

生理性黄疸

生理性黄疸的表现为：宝宝出生两三天出现皮肤黄染，四五天达到高峰，轻者可见颜面部和颈部出现黄疸，重者躯干、四肢出现黄疸，大便色黄，尿不黄，偶尔可见轻度嗜睡和食欲差。正常新生儿 7~10 天黄疸消退，早产儿可能会延迟 2~4 周。新生儿生理性黄疸是一种由新生儿胆红素代谢产生的正常生理现象，新手爸妈不必过分担心。

母乳性黄疸怎么办

如果确诊为母乳性黄疸，不必带着宝宝去医院求治，母乳性黄疸不需要吃药。轻时可以继续吃母乳，重时应该停喂母乳，改喂配方奶粉。也可采取多次少量的方法喂养，或将母乳挤出，放到奶锅中煮到 60℃，再凉至常温喂给宝宝喝，都可有效避免黄疸加重。

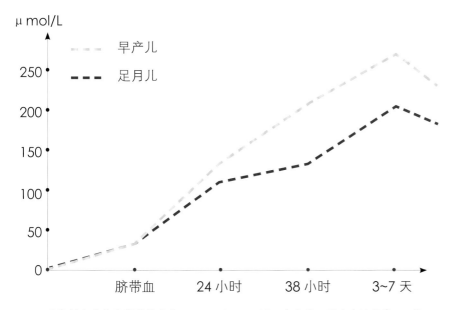

正常新生儿黄疸指数最高约 51.3μmol/L(3mg/dl)，在生后 4 天左右达高峰，一般不超过 171~205μmol/L（10~12mg/dl），早产儿不超过 256.5μmol/L(15mg/dl)，以后逐渐恢复。

病理性黄疸

足月的新生儿一般在出生后 7~10 天黄疸消退，最迟不超过出生后 2 周，早产儿可延迟至出生后三四周退净，如果黄疸的消退超过正常时间，或者退后又重新出现，均属不正常，需要治疗。

但是如果宝宝出生后 24 小时内就出现黄疸，而且每天黄疸进行性加重，全身皮肤重度黄染，呈橘皮色，或者皮肤黄色晦暗，大便色泽变浅呈灰白色，尿色深黄，或者黄疸持续时间超过 2~4 周，就可能是病理性黄疸。

黄疸未退能打乙肝疫苗吗

宝宝满月时要接种乙肝疫苗第 2 针，医生发现有些宝宝皮肤黄疸仍然未退。此时要分析，如果宝宝体重、身高增长理想，精神状态也好，大便为黄色，很可能为母乳性黄疸，可以暂停母乳 3~5 天。如果黄疸明显减退，就可以证实为母乳性黄疸，此时可以注射乙肝疫苗。如果宝宝精神状态不好，身高、体重增长不理想，很可能是其他器质性疾病引起的黄疸，建议爸爸妈妈带宝宝到儿科进一步诊治，而不要盲目给宝宝接种疫苗。

肺炎

如果宝宝刚出生时就有肺炎，多数是因为在生产过程中或者产前引起的。怀孕期间，胎儿生活在充满羊水的子宫里，如发生缺氧，就会因呼吸运动而吸入羊水，引起吸入性肺炎；如果早破水、产程延长，或在分娩过程中胎宝宝吸入细菌污染的羊水或产道分泌物，易引起细菌性肺炎；如果羊水被胎粪污染，吸入肺内会引起胎粪吸入性肺炎。还有一种情况是出生后感染性肺炎，宝宝接触的人中有带菌者（比如感冒），很容易受到传染，引起肺炎。

新生儿肺炎是新生儿时期最常见的一种严重呼吸道疾病，因此要做好预防新生儿肺炎的工作，尽可能在宝宝第 1 次呼吸前，吸净口鼻腔分泌物。宝宝出院回家后，应尽量谢绝客人，尤其是患有呼吸道感染者，要避免进入宝宝房内，新妈妈如果患有呼吸道感染，必须戴口罩接近宝宝。每天将宝宝的房间通风一两次，以保持室内空气新鲜。

小贴士

无论是炎热的夏季，还是寒冷的冬季，宝宝都有发生脱水热的可能。新手父母要注意避免环境温度过高，注意给宝宝补充水分。

不宜
夏季不宜
包裹太多

咳嗽

宝宝咳嗽的原因有很多，如冷空气刺激、呼吸道感染和过敏等。因此最好针对宝宝咳嗽的原因来护理，必要时要带宝宝去医院就诊。爸爸妈妈在给宝宝使用止咳药和抗生素之前，必须咨询医生，并严格按照医生建议的方法和剂量来给宝宝服用。

水蒸气止咳法

在宝宝咳嗽剧烈时，让宝宝吸入水蒸气，潮湿的空气有助于缓解宝宝呼吸道黏膜的干燥，湿化痰液，平息咳嗽。不过，爸爸妈妈可千万要小心，注意水温，防止烫伤宝宝。

怎样帮助咳嗽的宝宝排痰

宝宝不会吐痰，即使痰液已咳出，也只会再吞下。妈妈可以给宝宝拍背帮助他排痰。

具体方法是：在宝宝剧烈咳嗽时，或是进食后 2 个小时，让宝宝横向俯卧在妈妈的大腿上，用空心掌和手腕的力，由下向上、从外到内给宝宝拍背。手劲要适度，能感觉到宝宝背部有震动就可以了。晚上睡觉时，可以把宝宝的肩部以上垫高，成半卧位，这样有助于减少鼻腔内分泌物流到咽部，以免引起夜间咳嗽。此外，让宝宝左右侧轮换着睡也有助于呼吸道分泌物的排出。

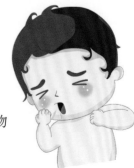

高热惊厥

主要症状

先有发热，随后发生惊厥，惊厥出现的时间多在发热开始后12小时内。

在体温骤升之时，突然出现短暂的全身性惊厥发作，伴有意识丧失。

惊厥持续几秒钟到几分钟，多不超过10分钟，发作过后，神志清楚。

家庭急救措施

» 应迅速将患儿抱到床上，使之平卧，解开衣扣、衣领、裤带，可采用物理方法降温（用温水擦拭全身）。

» 将患儿头偏向一侧，以免痰液吸入气管引起窒息，并用手指甲掐人中穴（人中穴位于鼻唇沟上1/3处）。

» 小儿抽搐时，不能喂水、喂食，以免误入气管发生窒息或引起肺炎，可用裹布的筷子或小木片塞在患儿的上、下牙之间，以免其咬伤舌头并保障呼吸道通畅。进行家庭处理的同时应就近求治，在注射镇静及退热针后，一般抽搐就能停止。切忌长途跑去大医院，以免延误治疗时机。

怎样预防高热惊厥的发生

» 提高免疫力。加强营养、合理膳食，经常进行户外活动，以增强体质、提高抵抗力。必要时，在医生指导下使用一些提高免疫力的药物。

» 预防感冒。随天气变化适时添减衣服；尽量不要到公共场所、流动人口较多的地方去；如家人感冒，应尽可能与宝宝少接触；每天开窗通风，保持家中空气流通。

积极退热，这点最为重要

宝宝体温在38.5℃以下时，可采用"温水擦全身、适当多喝水、清淡饮食、适度活动"的方式护理。体温在38.5℃以上时，需药物退热。

首次发生高热惊厥后，有30%~40%的患儿可能会再次发作，因此妈妈要严密观察其体温的变化，一旦达到38℃以上，应积极退热（物理退热或口服药物退热），以防止惊厥再次发生。

◗ 新妈妈看过来

发热

不要宝宝一发热就给宝宝吃药，而要更多地选择自然育儿方法。宝宝体温在38.5℃以下时可以选择物理降温，38.5℃以上时就要及时服药。

发热在38.5℃以下

建议采取物理降温，如用温水给宝宝的四肢、腹股沟和腋窝擦一擦，直到宝宝皮肤发红为止。

发热在38.5℃以上

当宝宝的体温达到38.5℃以上，建议在医生指导下给宝宝服用一些退热药物。因为这个体温超过宝宝的承受能力，会影响脑细胞的生存环境，要及时给宝宝服用一些退热药物。

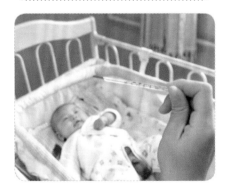

定时测量体温 妈妈可以定时给宝宝量体温，并做好详细记录，以便咨询医生。

鼻塞

宝宝如果感冒了引起鼻塞，导致呼吸困难，不仅使宝宝睡不好、哭闹，吃奶时也会有困难，而引起食欲不佳。在这个时候，妈妈可以通过以下护理方法帮助宝宝缓解鼻塞症状。

温湿毛巾敷

如果是因感冒等情况使鼻黏膜充血肿胀时，可用温湿毛巾敷于鼻根部，能起到一定的缓解作用。

药物滴鼻

如果效果不理想，可用 0.5% 麻黄素滴鼻子，每侧一滴。每次在吃奶前使用，以改善吃奶时的通气状态。每天使用三四次，次数不能过多，因过多使用可能造成药物性鼻炎。

勤打扫卫生

为了减少家中的过敏原，爸爸妈妈要勤换床单，经常吸尘，这些方法可以减少宝宝鼻敏感的情况。

如果上述这些方法尝试过后，宝宝还是鼻塞严重，甚至发生青紫时，应该及时到医院就诊。

吸鼻器

妈妈可以定期给宝宝使用吸鼻器吸走鼻涕和黏液，但不要太用力，轻轻吸就可以了。

用吸鼻器给宝宝吸鼻子里的异物时，不宜伸得太深。

打嗝

宝宝打嗝的原因有很多种，主要有吃完奶后肚子胀气、吃奶时哽咽、受寒凉、脾胃功能弱、喂奶姿势不当、进食过急等原因。那么，在宝宝打嗝时，新妈妈应该怎么办呢?

宝宝吃奶后要拍拍嗝再放下

因为宝宝在吸奶的时候，用力吸吮而吞入过量的空气，造成了肚子胀气现象。爸爸妈妈可以在宝宝喝完奶之后，竖着抱宝宝，让宝宝的头部靠在肩上，用空心掌轻轻地拍宝宝后上背的地方，竖着抱半个小时，然后再让宝宝躺下;或者爸爸妈妈轻轻按摩宝宝腹部来帮助他排气，也可以预防宝宝打嗝或溢奶等现象。

喂奶的姿势要正确

母乳喂养时，应注意让宝宝含住大部分乳晕;人工喂养时，要让宝宝斜坐在爸爸或妈妈的大腿上喝奶;喝奶时也要避免让宝宝喝得太急，或者是奶水过冷、过烫。

选择合适的喂奶时机

不要在宝宝过度饥饿及哭得很厉害的情况下喂奶，平时喂奶要在安静的环境中进行。

如果宝宝是胃食管逆流造成的打嗝，可以在喂奶后让宝宝竖直靠在家长的肩上排气，并且吃奶半小时内不要让宝宝平躺。等宝宝长到 4 个月大后，添加辅食时可适当增加奶的黏稠度，防止宝宝打嗝。

其实宝宝打嗝多为良性自限性打嗝，打一会儿就会好，新手爸妈不用太过担心。

吐奶

宝宝吐奶严重有生理和病理两方面的原因，宝宝的胃容量小，食管肌肉的张力低，食物很容易吐出。也可能是感冒、便秘等引起，喂养姿势不对、喂奶过快、过早添加辅食等也是造成宝宝吐奶严重的原因。

一般而言，宝宝从半个月大时开始吐奶，一般在 2 个月大时最严重，3 个月大后慢慢减少吐奶的次数，宝宝半岁后吐奶现象就很少了。宝宝吐奶有些是喝太多的奶了，他会将多余的分量吐掉，有些是把吸入胃里的空气排出来的时候将奶带了出来。

宝宝吐奶怎么办

1 上身保持抬高的姿势。一旦呕吐物进入气管会导致窒息。因此在让宝宝躺下时，最好将浴巾垫在宝宝身体下面并要保持上身抬高。如果宝宝躺着时发生吐奶，可以把宝宝脸侧向一边。

2 吐奶后，要多注意观察宝宝的状况。在宝宝躺着时要把宝宝头部垫高，或者索性把宝宝竖着抱起来。吐奶后，宝宝的脸色可能会不好，但只要稍后能恢复过来就没有问题。另外，根据情况可以适当地给宝宝补充些水分。

3 补充水分要在呕吐后 30 分钟进行。宝宝吐奶后，如果马上给宝宝补充水分，可能会再次引起呕吐。因此，最好在吐后 30 分钟左右用勺先一点点地试着给宝宝喂些白开水。

4 吐奶后，每次喂奶量要减少到平时的一半。等宝宝精神恢复过来，又想吃奶的时候可以再给宝宝喂些奶。但每次喂奶量要减少到平时的一半左右，不过喂奶次数可以增加。在宝宝持续呕吐期间，只能给宝宝喂奶，而不能喂其他食物。

5 要护理好吐奶的宝宝，尽量避免宝宝吐奶从鼻子里出来，如果奶水从鼻子里出来，也应及时把宝宝抱起来，并清理宝宝鼻腔，使宝宝呼吸通畅。

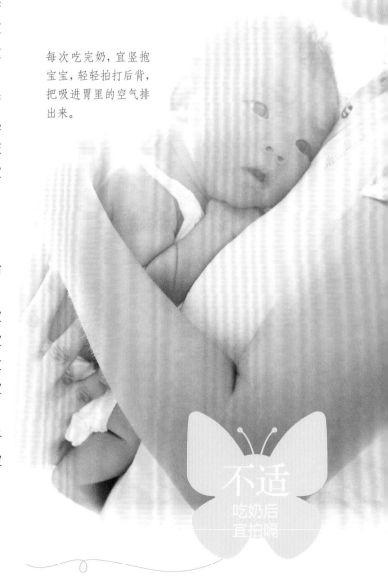

每次吃完奶，宜竖抱宝宝，轻轻拍打后背，把吸进胃里的空气排出来。

不适
吃奶后
宜拍嗝

溢奶

每个宝宝都会出现溢奶，溢奶属于正常生理现象，因此新手爸妈不必太担心。宝宝出现溢奶，是由宝宝胃肠的生理结构和发育程度决定的。正常成人的胃都是斜立着的，并且贲门肌肉与幽门肌肉一样发达。宝宝的胃容积小，胃呈水平位，幽门肌肉发达，关闭紧，进入胃的食物不易通过；而贲门肌肉不发达，关闭松。因此，当宝宝吃完奶就变化体位，躺下的话，就会出现溢奶的现象。还有一点就是，当宝宝吃得过饱或吞咽时有较多的空气咽下，也容易发生溢奶，但它对宝宝的成长并无影响。

宝宝溢奶怎么办

当看见宝宝溢奶时，爸爸妈妈会很心疼，下面就介绍几点有效防止宝宝溢奶的建议：

1 宝宝吃完奶后，不要马上让他躺下，最好是竖着抱起宝宝，轻拍后背，即可把咽下的空气排出来，也就是听见宝宝打嗝的声音。

2 每次喂完奶后，放宝宝睡觉时应尽量把宝宝的上半身抬高，这样可以减少溢奶。

3 宝宝吃奶后睡觉多采用侧卧位，可预防奶汁误吸入呼吸道，并由此引起的窒息。但是为了预防宝宝睡歪头型，应采取左右轮换的方式，即这次喂完奶右侧卧位，下次喂完奶左侧卧位，这样要比仰卧位好。

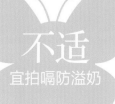

不适
宜拍嗝防溢奶

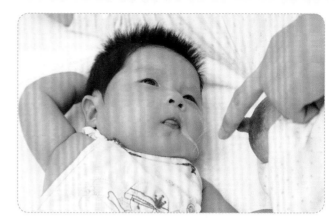

呛奶怎么办 宝宝呛奶时，要赶紧拔出乳头，停止喂奶，并竖抱起宝宝。

呛奶

呛奶现象通常在 1 岁之前发生，这个时期的宝宝咽喉软骨发育尚未成熟，控制力较差，很容易发生呛奶。如果呛奶抢救不及时，很容易造成宝宝严重窒息。

宝宝胃容量较小，如果喝太多奶或喝完奶后未排气就容易呛奶；奶嘴的孔洞较大，例如奶嘴为十字洞，通过奶嘴的奶水量太多；喝奶姿势不正确；当宝宝感冒时，因呼吸道有感染，使得鼻子呼吸状况不顺畅，吞咽不协调时；有胃食管逆流的宝宝都容易呛奶。

遇到宝宝呛奶时，一定不要慌张，按照正确的步骤操作，即可避免事故的发生。

宝宝呛奶时怎么办

当宝宝发生呛奶时，爸爸妈妈要马上采取头俯侧身位，并轻轻拍打宝宝的背，将吸入的奶汁排出。

同时还要注意仔细观察宝宝是否有精神不振、痛苦的表现，如果有，则需要及时就医。

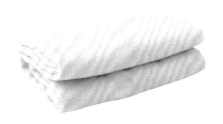

鹅口疮

鹅口疮俗称"白口糊"，是由白色念珠菌感染所致，与吃奶留下的奶斑很难区别。如果用棉签能擦掉则为奶斑，擦不掉则为鹅口疮。为了预防鹅口疮，新妈妈和医护人员要注意个人卫生，新妈妈喂奶前应该洗手并用温水擦干净自己的乳头，医护人员每次接触宝宝以前也要把自己的手洗干净，奶瓶用过后要经过沸水消毒。

预防措施

治疗鹅口疮的方法有两种，一是用少许 2% 苏打水溶液清洗口腔，再用棉签蘸 1% 甲紫涂在口腔中，每天一两次；二是用每毫升含制霉菌素 5 万 ~10 万单位的液体涂局部，每天 3 次即可，涂药时不要吃奶或喝水，最好在吃奶以后涂药，以免冲掉口腔中的药物。用药前一定要咨询医生。

湿疹

新生儿湿疹又名奶癣，是一种常见的新生儿和婴儿过敏性皮肤病，多见于过敏体质的宝宝。

症状：在宝宝的脸、眉毛之间和耳后与颈下对称地分布着小斑点状红疹，有的还流有黏黏的黄水，干燥时则结成黄色痂。通常会有刺痒感，常使宝宝哭闹不安，不好好吃奶和睡觉，影响健康。

预防措施

❯ 如果对婴儿配方奶粉过敏，可改用其他代乳食品。

❯ 避免过量喂食，防止消化不良。

❯ 哺乳妈妈要少吃或暂不吃鲫鱼、鲜虾、螃蟹等诱发性食物，可多吃豆制品等清热食物。

❯ 不吃刺激性食物，如蒜、葱、辣椒等，以免加剧宝宝的湿疹。

❯ 宝宝患了湿疹，妈妈可带宝宝去医院，让医生给宝宝开一些可以涂抹的药，按时给宝宝用药。

尿布疹

　　宝宝的皮肤发育得不完善，抵抗力也差，很容易受尿液刺激，引起"红屁股"，医学上称为尿布疹。另外，宝宝新陈代谢快，排汗多，如果热气不能有效排出，也容易产生"红屁股"。

发病原因

　　尿布疹是宝宝最常见的皮肤问题。宝宝皮肤非常娇嫩，出生后又离不开纸尿裤、尿布，如果更换不勤或洗涤不干净，尿液和大便的酸性代谢物质及尿布（或质量不好、材料粗糙的纸尿裤）长时间接触、刺激宝宝皮肤引起了炎症，继发细菌或念珠菌感染后加重，就形成了尿布疹。有些宝宝尿布疹的发生与自身体质也有关。

尿布疹症状

　　尿布疹俗称"红臀"，是发生在兜尿布处的臀部皮肤炎性病变，多发生在与尿布接触的部位，如小屁股和会阴，表现为皮肤发红，继而出现红斑、水肿、丘疹，表面光滑、发亮，边界清楚，甚至继发细菌或念珠菌感染，较重时发生脓包、糜烂、溃疡、发热等，可向外延及大腿内侧或腹壁等处。

预防措施

❥ 勤换尿布或纸尿裤。适当减少用尿布和纸尿裤的时间，让宝宝的小屁屁多透气通风。

❥ 每次大小便后及时清洁皮肤，并用清水冲洗干净。

❥ 可以经常给宝宝涂些护臀霜，也可用香油代替护臀霜。

小贴士
发生了尿布疹，可以用清水清洗屁屁，并使用透气的棉尿布，勤更换，保持屁屁的干爽。

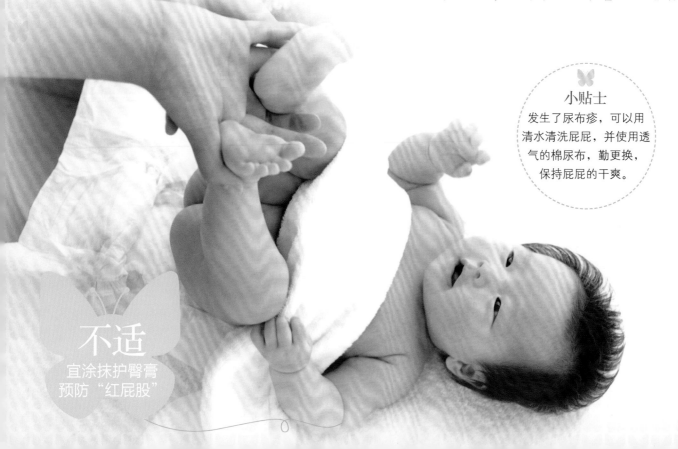

不适
宜涂抹护臀膏
预防"红屁股"

痱子

痱子是宝宝夏季常见的皮肤病。夏天气温高，室内通风差，穿衣服过紧，皮肤不清洁等原因造成汗液分泌多，若汗液蒸发不畅，导致汗孔堵塞，淤积在表皮汗管内的汗液使汗管内压力增加，造成汗管扩张破裂，汗液外溢渗入周围组织，在皮肤下出现许多针头大小的小水疱，就形成了痱子。

痱子的类型

红痱：好发于手背、肘窝、颈、胸、背、腹部、臀、头面部，为圆而尖形的针头大小密集的丘疹或丘疱疹，有轻度红晕，自觉轻微烧灼及刺痒感。

白痱：好发于颈、躯干部，多数为针尖至针头大浅表性小水疱，无自觉症状，轻擦之后易破，干后有极薄的细小鳞片。

脓痱：痱子顶端有针头大浅表性小脓疱，常发生于褶皱部位，如四肢屈侧和阴部，宝宝头颈部也常见。脓疱内常无菌，但溃破后可继发感染。

护理方法

1 用温开水定时擦洗患处。适用于刚出痱子时，一定要用温开水，也就是煮沸了的水凉至温，不能用温水，更不能用凉水，否则痱子会更严重。

2 金银花，或者马齿苋煮水，放一些在宝宝的洗澡水里，或是用纱布浸湿敷于患处。这个方法也可以用于治疗湿疹。效果也非常明显，一般擦洗三四次之后有一定缓解。

怎样预防宝宝生痱子

❧ 注意皮肤的清洁卫生，及时擦干宝宝的汗水，及时换下宝宝身上沾有汗渍的衣服，一天洗 1~3 次澡。

❧ 不要穿得过多，避免大量出汗。夏季的衣服材质是很重要的，夏季炎热，应选用吸水性好的薄棉布，而且衣服要宽松，透气性和吸湿性都要好，热量被散发出来，汗水被棉布衣服吸去，自然不易长痱子。

❧ 在炎热的夏天，不要一直抱着宝宝，尽量让宝宝躺在床上玩，以免长时间在大人怀中导致散热不畅，捂出痱子。

❧ 宝宝睡觉时宜穿轻薄透气的睡衣，睡在透气的床垫上，不要让宝宝裸体躺在不透气的床垫上睡觉，以免皮肤直接受到刺激。

❧ 天气太热时，避免带宝宝出门，以免暑气灼伤，引起痱子。遇到气温过高的天气，可适当使用空调降低室内温度，同时注意环境通风。

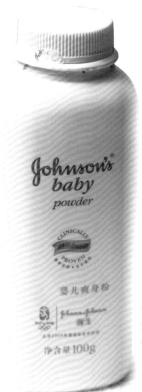

夏季洗澡后可以在易生痱子的部位轻轻涂抹一些痱子粉。

腹泻

宝宝消化功能尚未发育完善，由于在子宫内是母体供给营养，出生后需独立摄取、消化、吸收营养，宝宝消化道的负担明显加重，在一些外因的影响下很容易引起腹泻。

找出宝宝腹泻原因

宝宝大便次数较多，特别是吃母乳的宝宝大便更多更稀一些，不一定不正常，有很多因素会造成宝宝腹泻，应该先找找原因，然后对症采取措施治疗腹泻。有些宝宝的腹泻是生理性的，可不必治疗，会随年龄的增长逐渐好转。

如果腹泻次数较多，大便性质改变，或宝宝两眼凹陷、有脱水现象时，应立即送医院诊治。根据医生安排，合理掌握母乳的哺喂。

宝宝腹泻可能是病毒感染（比如胃肠炎）或细菌感染引起的，也有的宝宝可能是在治疗期间使用抗生素导致腹泻，还有可能牛奶过敏等原因造成的，对于这些原因造成的腹泻，必须立即去医院诊治。

如果妈妈判断不出来宝宝是生理性腹泻还是病理性腹泻，最好是先去医院就诊，由医生判断，以免耽误病情，影响宝宝的健康。

判断宝宝是否腹泻的方法

1　根据排便次数。正常的宝宝大便一般每天一两次，呈黄色糊状物。腹泻时会比正常情况下排便增多，轻者 4~6 次，重者可达 10 次以上，甚至数十次。

2　大便性状为稀水便、蛋花汤样便，有时是黏液便或脓血便，则为腹泻。宝宝同时伴有吐奶、腹胀、发热、烦躁不安，精神不佳等表现。

宝宝腹泻时如何护理

腹泻的宝宝需要妈妈的细心呵护，宝宝腹泻时的护理注意事项有如下几点：

➤ 隔离与消毒。接触生病宝宝后，应及时洗手；宝宝用过的碗、奶瓶、水杯等要消毒；衣服、尿布等也要用开水烫洗。

➤ 注意观察病情。记录宝宝大便、小便和呕吐的次数、量和性状，就诊时带上大便采样，以便医生检查、诊治。

➤ 外阴护理。勤换尿布，每次大便后用温水擦洗臀部，女宝宝应自前向后冲洗，然后用软布吸干，以防泌尿系统感染。

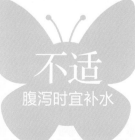

不适
腹泻时宜补水

"攒肚儿"

一直大便很稀、便次很多的宝宝，慢慢变成每天大便一两次，继而两三天才拉 1 次大便，甚至七八天都不大便，小肚肚鼓鼓的，还总爱放屁，是宝宝便秘了吗？

宝宝出生 2 个月后，50%~60% 母乳喂养的宝宝都会"攒肚儿"。宝宝满月后，对母乳的消化、吸收能力逐渐提高，每天产生的食物残渣很少，不足以刺激直肠形成排便，最终导致了这种现象。"攒肚儿"是一种正常的生理现象，妈妈不必过于担心。

调整小策略

❧ 定时把大便。"攒肚儿"现象一般在宝宝 2 个月左右出现，可在此时训练宝宝定时大便（如每天早、晚把大便），让他形成良好的排便习惯。

❧ 注意调整饮食。如果宝宝大便减少，体重增加不理想，可为宝宝适当增加奶量，还可添加一点米汤，或在两餐奶之间喂一些白开水或菜水、果水等。

❧ 刺激肛门也有助于缓解症状。宝宝吃奶后 20~30 分钟，用油质外用药（如金霉素软膏）涂在宝宝肛门口，垫上软纸，轻轻推按肛门 10 次，每天 2 次，可促进排便。

坚持腹部按摩

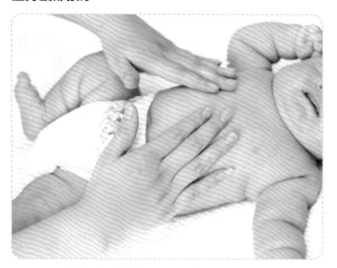

1 用手指轻轻摩擦宝宝的腹部，以肚脐为中心，由左向右旋转摩擦，按摩 10 次休息 5 分钟，再按摩 10 次，反复进行 3 回。

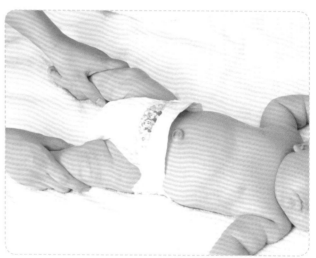

2 宝宝仰卧，抓住宝宝双腿做屈伸运动，即伸一下屈一下，共 10 次，然后单腿屈伸 10 次。帮助宝宝肠蠕动，有利于大便排出。

便秘

新生儿发生便秘的情况不是非常多，但新生儿早期有胎粪性便秘，这是因为胎粪稠厚，积聚在结肠和直肠内，使得排出量很少，产后72小时还尚未排完，表现为腹胀、呕吐、拒奶。

对于这种类型的便秘，爸爸妈妈可在医生指导下使用开塞露刺激。胎粪排出后，症状就会消失不再复发。如果随后又出现腹胀这种顽固性便秘，要考虑是否患有先天性巨结肠症。

新生儿便秘容易发生在人工喂养的宝宝身上。如果排便并不困难，并且大便也不硬，新生儿精神好，体重也增加，这种情况就不是病。如果排便次数明显减少，每次排便时还非常用力，并在排便后可能出现肛门破裂、便血，则应积极处理，及时到医院诊治。

千万不可自行用泻药，因为泻药有可能导致肠道的异常蠕动而引起肠套叠，如不及时诊治，可能造成肠坏死，严重时还会危及生命。

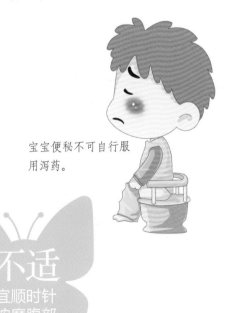

宝宝便秘不可自行服用泻药。

不适
宜顺时针
按摩腹部

胀气

常见的宝宝胀气，是因为其消化系统还未发育完全，不容易像成人以打嗝或放屁的方式排空，堆积在腹部就形成了胀气。有时宝宝刚吃完奶就会哭闹，这是因为宝宝在吃奶的同时也吸进了一些空气，引起胀气，最好的解决方式就是拍嗝。

分段拍嗝效果好

拍嗝的姿势是把手弓成空碗状，抱好宝宝，在宝宝的背部由下往上轻拍，让宝宝维持30°~45°的倾斜，不要完全平躺，如果宝宝已经大到可以坐着，维持90°坐在妈妈腿上也可以。由于拍嗝大都是在宝宝喝完奶后进行，因此力道要拿捏好，若拍太重反而会溢奶。

➤ 拍嗝需要掌握正确的时间。妈妈应尽量利用喂奶过程中的自然停顿时间来给宝宝拍嗝，比如宝宝放开奶嘴或换吸另一侧乳房时。喂奶结束后，也要再次给宝宝拍嗝。

➤ 由于宝宝吐出空气时，可能会同时吐出一点喝下去的奶，因此，妈妈要在手边随时准备一块布或毛巾，保护自己的衣服。喂完奶不要马上将宝宝竖抱起来，可先让宝宝平躺，妈妈开始从1数到20，然后再把宝宝抱起来拍嗝，这样拍嗝更有效，会很快将气体排出。

腹部按摩好舒服

除了拍嗝之外，妈妈也可以在家里进行腹部按摩。为避免干扰宝宝胃肠消化，按摩要在宝宝喝完奶一两个小时后进行较为适合。按摩时妈妈以食指、中指和无名指3个指头，顺时针方向按摩宝宝的腹部，4~10分钟即可，可以帮助胃肠道的消化，按摩次数不需要太多，一天1次就足够了。

肠套叠

宝宝突然不明原因地哭闹一阵，过后又安然无事，但过一会儿又放声大哭。面对这种情况，很多爸爸妈妈都会认为是宝宝饿了或者在调皮捣蛋。但4~12个月的宝宝出现此症状时，要警惕肠套叠，并应速带其就医。

什么是肠套叠

肠套叠是指部分肠管及其相应的肠系膜套入邻近肠腔内所形成的一种特殊类型的肠梗阻，是婴幼儿时期最常见的一种急腹症。常见于2岁以内宝宝，尤以4~12个月的宝宝最多见。肠套叠随着年龄的增长发病率逐渐降低，且男女比例为3:1或4:1，春末夏初为发病高峰。

发病症状

▶ 阵发性腹痛。宝宝哭闹3~5分钟，间歇10~15分钟，疼痛时屈膝缩腹，面色苍白，手足悸动，出汗。

▶ 呕吐。开始是反射性的，呕吐物主要为乳汁、乳块等物，以后的呕吐可能带有黄绿色胆汁，一两天后呕吐物可能带有臭味。

▶ 血便。多于病后6~12小时出现，是本病特征之一，常为暗红色果酱样便，亦可为新鲜血便或血水，一般没有臭味。

▶ 腹部肿块。多数可在右上腹或腹部中间摸到肿块，呈腊肠样，光滑而不太硬，略带弹性，可稍活动，有压痛。

早发现最重要

宝宝患了肠套叠，没有办法在家中处理。作为爸爸妈妈，最重要的是能够尽早发现，及时到医院就医治疗。肠套叠的早期诊断和治疗非常重要。

如果早期就诊，95%以上的患儿可经结肠充气或钡剂落肠治愈，方法简便，效果显著，患儿也无痛苦；如果超过48小时，患儿出现发热、脸色不好、脉搏细弱等危重症状时，就必须采用手术治疗了。

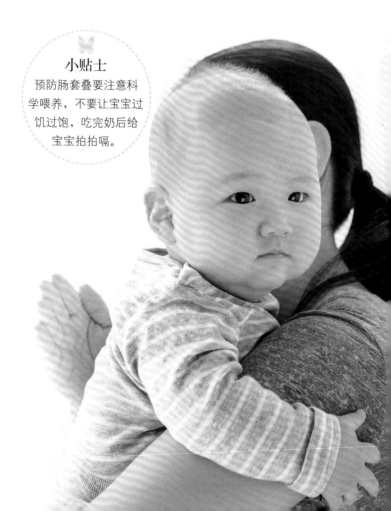

小贴士
预防肠套叠要注意科学喂养，不要让宝宝过饥过饱，吃完奶后给宝宝拍拍嗝。

肠绞痛

婴儿肠绞痛是指有些宝宝会出现突然性大声哭叫，可持续几小时，也可阵发性发作。

发病症状

哭时宝宝面部渐红，口周苍白，腹部胀而紧张，双腿向上蜷起，双足发凉，双手紧握，抱哄、喂奶都不能缓解，而最终以哭得力竭、排气或排便而停止，这种现象是婴儿肠绞痛的表现。

这是由于宝宝肠壁平滑肌阵阵强烈收缩或肠胀气引起的疼痛，是小儿急性腹痛中最常见的一种，常常发生在夜间，多半发生在 3 个月以内的宝宝，并多见于易激动、兴奋、烦躁不安的宝宝。

发病原因

1 宝宝吃奶时吞入大量空气、哭闹时也吸入较多空气，气泡在肠内移动，致腹痛。

2 宝宝吃奶太急或者是吃得过饱，使胃过度扩张引起不适。

3 饥饿时，宝宝阵阵啼哭引起胃肠痉挛；牛奶过敏等原因也会诱发肠绞痛。

预防与治疗

婴儿肠绞痛目前没有有效的预防方法，但是在护理宝宝的过程中，还是需要注意一些细节，以免由于喂养或护理不当等人为因素造成宝宝肠绞痛。

1 母乳喂养的宝宝，新妈妈在饮食上需忌口，不吃辛辣味重、寒凉刺激性食物，以免影响乳汁的质量。人工喂养的宝宝，冲调的奶水温度一定要适宜，避免太热或太凉，刺激宝宝的肠胃。

2 适当给宝宝补充益生菌，保持菌群功能平衡，抑制有害菌引起的异常发酵，帮助胃肠消化。

紧急处理

当宝宝肠绞痛发作时，应将宝宝竖着抱起来，让他的头伏于妈妈肩上，轻拍背部排出胃内过多的空气，并用手轻轻按摩宝宝腹部。另外也可用布包着热水袋放置于宝宝腹部，使肠痉挛缓解。但是要注意热水袋温度不宜过高，以免烫伤宝宝。如宝宝腹胀严重，则用小儿开塞露进行通便排气，并密切观察宝宝，如有发热、脸色苍白、反复呕吐、便血等现象则应立即到医院检查，不可耽搁诊治时间。

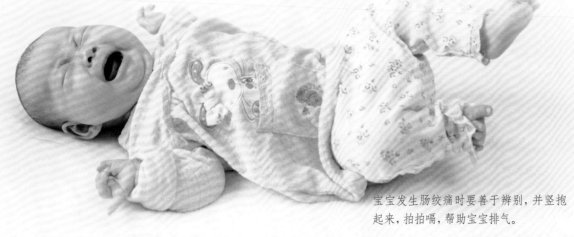

宝宝发生肠绞痛时要善于辨别，并竖抱起来，拍拍嗝，帮助宝宝排气。

脐炎

宝宝出生后，脐带结扎会使腹腔与外界直接相通的通道被堵塞。所剩下的 2 厘米左右的脐带残端，一般在出生后一周左右脱落，脱落的时间早晚因不同的结扎方法稍有差别。但在脐带脱落前，脐部易成为细菌繁殖的温床，导致发生新生儿脐炎，此时细菌可能侵入腹壁，进而进入血液，成为引起新生儿败血症的常见原因之一。

如何判断是否患脐炎

从外观上看，起初宝宝脐部与周围组织有发红肿胀，肚脐中间发红、潮湿，有黏性或脓性分泌物，闻起来有臭味。患急性脐炎的宝宝，还常伴有厌食、呕吐、发热等表现。

感染金黄色葡萄球菌等细菌是导致新生儿脐炎的主要原因，细菌还可以通过肚脐这个门户进入血液，引起新生儿败血症。

预防措施

预防宝宝脐炎最重要的是做好断脐后的护理，保持宝宝腹部的清洁卫生，具体护理方式如下：

1 保持宝宝脐部干燥。宝宝脐带脱落之前，不要把宝宝放在水盆中洗澡，最好采用擦浴的方式，因为将脐带浸湿后会导致延期脱落且易致感染。

2 选择质地柔软的衣裤减少局部摩擦。

3 宝宝洗澡后涂爽身粉时应注意不要落到脐部，以免长期刺激形成慢性脐炎。

4 不要用脐带粉和甲紫，因为粉剂撒在肚脐局部后与分泌物粘连成痂，影响伤口愈合，也增加感染机会，而甲紫只能起到表面干燥作用。

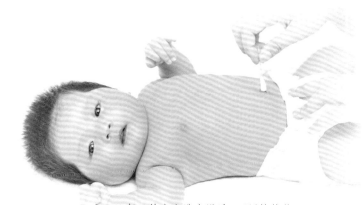

每日给宝宝洗完澡后，可用棉签蘸取 75% 的酒精轻轻擦洗脐带处。

5 尿布不宜过长，不要盖住脐带，避免尿湿后污染伤口，有条件可用消毒敷料覆盖保护脐部。同时可以用 75% 的酒精擦脐部，每日 4~6 次，促进脐带及早干燥脱落。

6 脐带脱落后，如果脐窝处仍有分泌物，脐带根部发红，或者伤口不愈合，有脐窝湿润表现，应立即进行局部处理，可用 3% 的双氧水冲洗局部两三次后，用碘酊消毒。脐周被碘酊涂着处可用 75% 的酒精脱碘，以免妨碍观察周围皮肤颜色。

不适
宜用酒精消毒
防脐炎

新生儿用药
要科学

爸爸妈妈希望宝宝健康成长，当宝宝稍有不适时，相信爸爸妈妈都会紧张。那么，如果家里准备一个小药箱，备一些小儿常用药，再面对生病的宝宝时，就不用那么慌张了。

宝宝小药箱

妈妈可以为宝宝准备一个小药箱，并配备下列药物和医疗器械，在宝宝出现不适的时候，就可以应急。

家中常备药

➴ 内服药。包括退热药，如宝宝退热片、百服宁糖浆等；感冒药，如宝宝感冒冲剂、宝宝清咽冲剂等；助消化药，如宝宝化食丸等。

➴ 外用药。包括 75% 的酒精、创可贴。医疗器械，包括温度计（腋下用）、小剪刀、镊子、消毒棉棒、纱布、脱脂棉、绷带等。

➴ 正确使用外用药。酒精（乙醇）为家庭常备消毒剂，常用浓度为 75%，这样才能达到杀菌消毒的目的。用过后要及时盖盖儿密封。用药后，要观察宝宝有无皮肤过敏现象。

➴ 宝宝用药要注意。注意所保存的药品的出厂日期和失效期。若发现药片变色，药液浑浊或沉淀，中药丸发霉或虫蛀等，应丢弃不用。

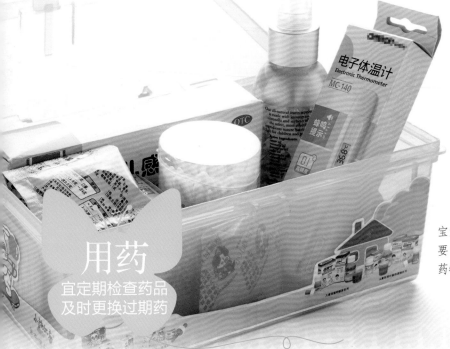

用药
宜定期检查药品
及时更换过期药

电子体温计
Electronic Thermometer
MC-140

宝宝的小药箱里的药物
要常备，不可与成人的
药物混用。

辣妈说

• 药品必须保存在宝宝够不到的地方。

• 要定期检查宝宝的药品，看看有无短缺，及时更新。

• 各种药物应贴有标签，写清药名、功效、用法及有效日期。

怎么给宝宝喂药

"良药苦口"，年轻的爸爸妈妈在给宝宝喂药时，常常手忙脚乱，束手无策。到底该怎样给宝宝喂药呢？

▶ 喂药的时间有规律。吃奶前半小时至1小时，宝宝的胃已排空，有利于药物吸收，还可避免服药后呕吐。但对胃有强烈刺激作用的药物，须在宝宝进食1小时后服用。

▶ 准备工作要做好。喂药时，先给宝宝戴好围嘴，准备好卫生纸或毛巾，然后仔细查看好药名和剂量。药液要先摇匀，粉剂、片剂要用温开水化开、调匀。

▶ 给宝宝喂药注意事项。准备好的药物应放在宝宝拿不到的地方，以免宝宝打翻。禁止在宝宝哭闹时喂药或捏着鼻子灌药，这样做容易把药和水呛入气管，引起窒息。

▶ 怎么给宝宝喂药。抱起宝宝，取半卧位，用滴管或塑料软管吸满药液，将管口放在宝宝口中，每次以小剂量慢慢滴入。等宝宝咽下后，再继续喂药。若发生呛咳，应立即停止喂药，抱起宝宝轻拍后背，以免药液呛入气管。若宝宝又哭又闹不愿吃药，可将宝宝的头固定，用拇指和食指轻轻捏住双颊，使宝宝张开嘴巴，用小匙紧贴嘴角，压住舌面，让药液从舌边慢慢流入，待宝宝吞咽后再把小匙取走。

吃药和打针

宝宝生病了，很多妈妈认为"打针比吃药效果好，而且快"，于是纷纷要求给宝宝打针治疗。其实，打针还是吃药，应根据药物的性质、作用来决定。

有些疾病，口服药的效果要比打针好，如肠炎、痢疾等消化道疾病。药物通过口服进入胃肠道，能较快生效并且保持有效的浓度，从而达到很好的治疗效果。此时妈妈可千万不能病急乱投医，迷信打针，更应尊重医生的诊断，根据疾病和药物的性质来决定给药的途径。

妈妈要根据宝宝的病情做决定，同时寻求医生的帮助。打针确实比吃药退热快，但是并不是所有的病情都适合通过打针来进行治疗的，妈妈最好详细咨询医生的建议。如果病情比较轻微，通过吃药就可以治疗的话，那么建议不要通过打针来治疗。如果病情严重的话，只能通过打针，那么这时才考虑用打针进行治疗。

常见的一般性婴幼儿疾病都是比较容易通过吃药解决的，妈妈最好让宝宝通过吃药的形式来治疗疾病，尽量少选择打针。如果宝宝的病情实在是比较严重，非得立刻进行打针的话，不要到小诊所去打针，以免打针带来其他传染病。

新生儿的
免疫接种

新生儿，从母体来到这个大千世界，此时免疫功能尚且不足，对一些疾病缺乏抵抗能力。为了让宝宝健康成长，对此爸爸妈妈要遵医嘱，及时做好宝宝的免疫接种措施。

计划内疫苗接种具体时间表

计划内免疫所涉及的传染病，不仅在各地普遍流行，无论健康宝宝还是体质虚弱的宝宝均易感染，而且传染性极强，致死率、致残率极高。各地计划内疫苗的接种程序因传染病的流行情况而有些不同，以下是北京市的疫苗接种程序。

宝宝疫苗接种一览表

年龄	卡介苗	乙肝疫苗	脊髓灰质炎疫苗	无细胞百白破疫苗	麻风二联疫苗	甲肝疫苗	麻风腮疫苗	乙脑减毒疫苗	流脑疫苗
出生	●	●							
1 月龄		●							
2 月龄			●						
3 月龄			●	●					
4 月龄			●	●					
5 月龄				●					
6 月龄		●							●
8 月龄					●				
9 月龄									●
1 岁								●	
18 月龄				●		●	●		
2 岁						●		●	
3 岁									●A+C
4 岁			●						
6 岁				●白破			●		
小学四年级									●A+C
初中一年级		●							
初中三年级				●白破					
大一学生				●白破					

疫苗接种注意事项

疫苗接种前

▷ 带好《儿童预防接种证》，这是宝宝接种疫苗的身份证明。

▷ 如果有什么禁忌和慎用，让医生准确地知道，以便保护好宝宝的安全。

▷ 准备接种前 1 天给宝宝洗澡，当天最好穿清洁宽松的衣服，便于医生接种。

▷ 如果宝宝有不适，患有结核病、急性传染病、高热惊厥、肾炎、心脏病、湿疹、免疫缺陷病及皮肤敏感者等需要暂缓接种。

疫苗接种后

▷ 用棉签按住针眼几分钟，不出血时方可拿开棉签，不可揉搓接种部位。

▷ 要在接种场所休息观察 30 分钟左右，如果出现不良反应，可以及时请医生诊治。

▷ 接种后让宝宝适当休息，多喝水，注意保暖，以防诱发其他疾病。

▷ 接种疫苗的当天不要给宝宝洗澡，以免宝宝因洗澡而受凉患病。

▷ 接种疫苗后如果出现轻微发热、食欲缺乏、烦躁、哭闹的现象，不必担心，这些反应一般几天内会自动消失。但如果反应强烈且持续时间长，就应立刻去医院就诊。

一些计划外疫苗也可接种

流感疫苗

对于 7 个月以上，患有哮喘、先天性心脏病、慢性肾炎、糖尿病等抵抗疾病能力差的宝宝，一旦流感流行，容易患病并诱发旧病发作或加重，应考虑接种。

肺炎疫苗

肺炎是由多种细菌、病毒等微生物引起，单靠某种疫苗预防效果有限，一般健康的宝宝不主张接种。但体弱多病的宝宝，应该考虑选用。

水痘疫苗

如果宝宝抵抗力差应该接种；对于身体好的宝宝可用可不用，不用的理由是水痘是良性自限性"传染病"，即使宝宝患了水痘，产生的并发症也很少。但幼儿园一般会要求宝宝入园前接种水痘疫苗。

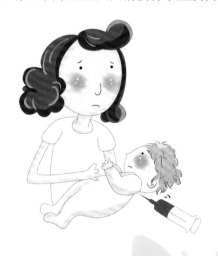

疫苗
宜提前了解
应接种的疫苗

卡介苗

卡介苗的接种，可以增强人体对结核病的抵抗力，预防肺结核和结核性脑膜炎的发生。当患有开放性肺结核的病人咳嗽和打喷嚏时，容易将结核杆菌散布到空气中，如果被没有抵抗力的宝宝吸入体内，就会造成感染，并可能发展为肺结核。目前我国采用活性减毒疫苗为新生儿接种。接种后的宝宝对初期症状的预防效果达 80%~85%，可以维持 10 年左右的免疫力。

» 接种时间：出生满 24 小时以后，第 1 针。

» 接种部位：左上臂三角肌中央。

» 接种方式：皮内注射。

» 禁忌：当宝宝患有高热、严重急性症状及免疫不全、出生时伴有严重先天性疾病、低体重、严重湿疹、可疑的结核病时，不应接种疫苗。

注意事项

接种后 10~14 天在接种部位有红色小结节，小结节会逐渐变大，伴有痛痒感,4~6 周变成脓包或溃烂，此时爸爸妈妈不要挤压和包扎。

溃疡经两三个月会自动愈合，有时同侧腋窝淋巴结肿大。

如果接种部位发生严重感染，应及时请医生检查和处理。

乙型肝炎疫苗

乙型肝炎在我国的发病率很高，慢性活动性乙型肝炎还是造成肝癌、肝硬化的主要原因。如果怀孕时母亲患有高传染性乙型肝炎病，那么宝宝出生后的患病可能性达到 90%，所以让宝宝接种乙肝疫苗是非常必要的。目前我国采用安全的第二代基因工程疫苗，出生 24 小时后，为每一个宝宝常规接种。

» 接种时间：出生满 24 小时以后注射第 1 针，满月后第 2 针，满 6 个月时第 3 针。

» 接种部位：大腿前外侧。

» 接种方式：肌肉注射。

» 禁忌：如果宝宝是先天畸形及严重内脏功能障碍者，出现窒息、呼吸困难、严重黄疸、昏迷等严重病情时，不可接种。早产儿在出生 1 个月后方可注射。

注意事项

接种后局部可发生肿块、疼痛。

少数伴有轻度发热、不安、食欲减退等病状，这些症状大都在两三天内自动消失。

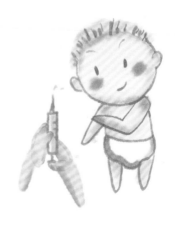

疫苗
接种疫苗后
不宜洗澡

脊灰糖丸

脊髓灰质炎疫苗(脊髓灰质炎减毒活疫苗糖丸,以下简称"脊灰糖丸")是预防和消灭脊髓灰质炎的有效控制手段。

脊髓灰质炎是由脊髓灰质炎病毒所致的急性传染病,患病宝宝会出现肌肉无力、肢体弛缓性麻痹的症状。好发于婴幼儿,故又称小儿麻痹症。

本病可防难治,一旦引起肢体麻痹易成为终生残疾,甚至危及生命。我国目前使用的脊灰糖丸就是用于预防小儿麻痹的疫苗。

❱ 接种方式:可口服糖丸剂。一般于第2、4、6月龄时各服一丸。1.5~2岁,4岁和7岁时再各服1丸(直接含服或以凉开水溶化后服用)。也可口服液体疫苗。初期免疫3剂,从出生第2个月开始,每次2滴,间隔4~6周,于4岁或入学前加强免疫1次,可直接滴于宝宝口中或滴于饼干上服下。

注意事项

接种脊灰糖丸前后半小时内不能吃奶、喝热水。有肛周脓肿和对牛奶过敏的宝宝不能服用脊灰糖丸。

如果宝宝有发热、体质异常虚弱、严重佝偻病、活动性结核及其他严重疾病以及1周内每天腹泻4次的情况均应暂缓服用。

此种疫苗只能口服,不能注射,如果宝宝患胃肠病,最好延缓使用。如果宝宝服用时出现呕吐,要重新服用。

百白破疫苗

百日咳、白喉、破伤风混合疫苗简称百白破疫苗,它是由百日咳疫苗、精制白喉和破伤风类毒素按适量比例配制而成,用于预防百日咳、白喉、破伤风3种疾病。

❱ 接种时间:基础免疫,出生满3个月以后接种第1针。连续接种3针,每针间隔时间最短不得少于28天。加强免疫,在1.5~2岁时再用百白破疫苗加强免疫1针,7周岁时用精制白喉疫苗或精制白破二联疫苗加强免疫1针。

❱ 接种部位:12月龄以下宝宝注射部位为大腿前外侧,其他人群为三角肌。

❱ 接种方式:肌内注射。

❱ 禁忌:如果宝宝患有中枢神经系统疾病,如脑病、癫痫等或有既往病史者,以及属于过敏体质的人不能接种;发热、急性疾病和慢性疾病的急性发作期应缓种。

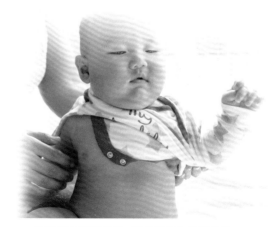

给宝宝打预防针时,可边逗笑边脱掉袖子,转移宝宝的注意力。

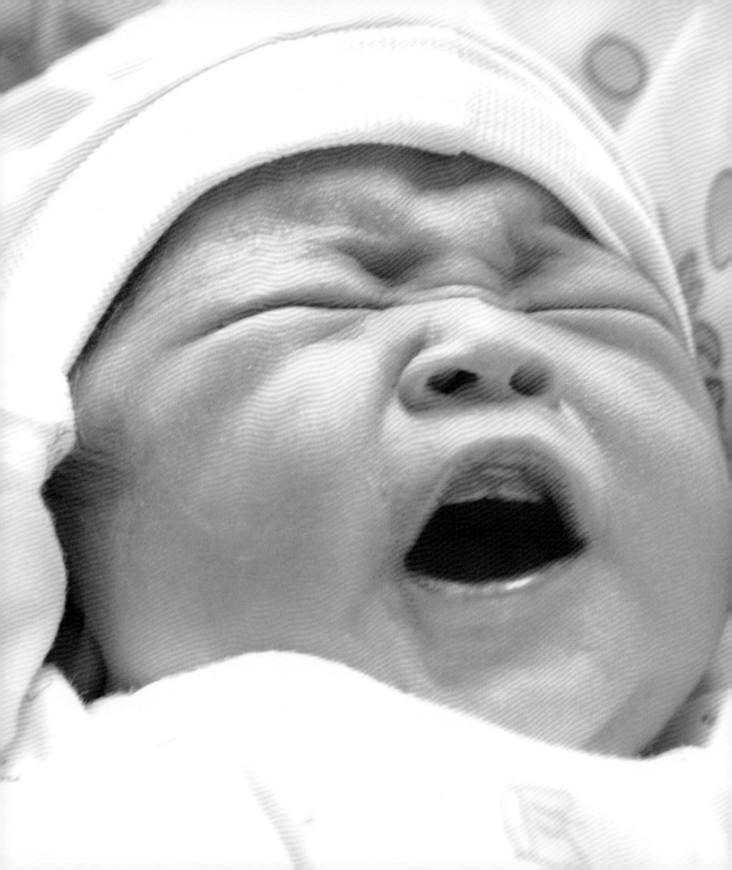

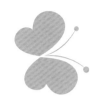

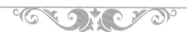

特别宝宝的护理

对于早产儿、剖宫产宝宝、巨大儿、双胞胎或者多胞胎宝宝，新手爸妈除了有着初为人之父母的欣喜和激动外，对新生儿的护理也有非常高的挑战性。新生儿日常护理涉及宝宝生活的各个细节，新手爸妈如果准备不充分，往往会措手不及，那么，特殊宝宝的日常护理都需要注意什么呢？

早产儿
护理

新妈妈要付出更多的精力和耐心来照顾早产儿，给早到的天使更多的关爱。一般来说，怀孕未满 37 周出生的宝宝称为早产儿。与足月儿相比，早产儿发育尚未成熟，体重多在 2500 克以下，即使体重超过 2500 克，也不如足月儿成熟，所以早产儿更要吃最有营养的母乳。

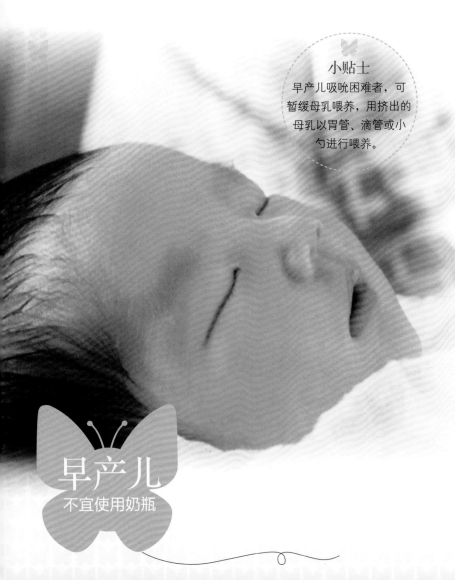

小贴士
早产儿吸吮困难者，可暂缓母乳喂养，用挤出的母乳以胃管、滴管或小勺进行喂养。

早产儿
不宜使用奶瓶

坚持母乳喂养

早产儿体重增长快，营养供给要及时，最好是母乳喂养。早产儿妈妈的乳汁和一般产妇的母乳有许多不同，其中所含的各类营养物质，包括蛋白质、氨基酸都更多，它是专为早产儿准备的特殊食物，所以早产儿尤其要母乳喂养。如果由于某些特殊原因不能母乳喂养，那么最好去购买专为早产儿配制的配方奶粉。

给早产儿储备母乳

大多数早产儿都会在医院住上几天，可能暂时不能实现亲喂，此时，妈妈要坚持挤奶，在一开始，需要每天至少挤 5 次，每次约 20 分钟。挤出的奶可以放冰箱冷藏，在 8 天之内喂给宝宝，超过这个期限的母乳就不要再给宝宝喝了。

避免给早产儿用奶瓶

为防止早产儿发生"乳头混淆"，在宝宝住院期间，妈妈可以告诉医护人员，尽量不用奶瓶喂奶，而改用针管或小杯子、小勺等。如果早产儿已经开始用奶瓶，妈妈也不要过于焦虑，只要多花些时间，你的宝宝还是会习惯吃妈妈的奶的。

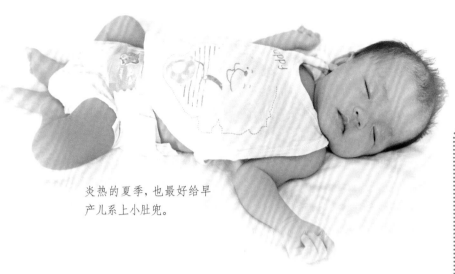

炎热的夏季，也最好给早产儿系上小肚兜。

怎样护理早产儿

早产儿属于特殊的新生儿群体，一出生就应该得到特有的关爱和照顾。为了更好地照顾早产儿，爸爸妈妈可要采取以下措施：

1 注意给宝宝保温。注意室内温度，因为早产儿体内调节温度的机制尚未完善，没有较多的皮下脂肪为他保温，失热很快，因此保温十分重要。室温要控制在 25~27℃，每 4~6 小时测体温一次，保持体温恒定在 36~37℃。

2 补充各种维生素和矿物质。由于早产儿生长快，又储备不足，维生素 A、B 族维生素、维生素 C、维生素 E、维生素 K、钙、镁、锌、铜、铁等也都应分别在出生后一周至两周开始补充，最好喂食母乳，初乳中各种人体必需的元素，蛋白质、脂肪酸、抗体的含量都高，正好适合快速生长的早产儿。如母乳不足，则采用早产儿配方奶粉。

3 谨防感染。早产儿的居室避免闲杂人员入内。接触早产儿的任何人（包括母亲和医护人员）须洗净手。接触宝宝时，大人的手应是暖和的，不要随意亲吻、触摸宝宝。母亲或陪护人员若感冒要戴口罩，腹泻则务必勤洗手，或调换人员进行护理。

4 定期回医院追踪检查及治疗，如视力、听力、黄疸、心肺、胃肠消化及接受预防注射等。

🦋 新妈妈看过来

因为早产儿吞咽功能不完善，吸吮力不足，所以新妈妈给宝宝哺乳时要特别注意。早产儿每次的摄入量不会太多，所以要多次少量喂养，一天应给早产儿至少喂 12 次奶。

早产儿哺喂需讲究方式

传统的哺乳姿势不适合早产儿，喂奶时，妈妈要用胳膊托住宝宝的全身，用手掌支撑住宝宝的头，另外一只手托住乳房，轻轻地送给宝宝。

早产儿吃得慢

吃得慢是早产儿的进食特点。可以吃 1 分钟后，让宝宝停下来休息一下，等 10 秒钟后再继续喂食，这样可减少吐奶的发生。

剖宫产宝宝的护理

剖宫产宝宝由于没有经受产道的自然挤压，在呼吸系统的完善方面较弱，需要在出生后加强。新手爸妈要注意。

坚持母乳喂养

由于剖宫产宝宝没有经过产道，未接触母体菌群，加上抗生素的使用以及母乳喂养延迟，其肠道中的有益菌数量少，因此他的免疫力比自然分娩的宝宝低，过敏、感染的风险较高。为了预防外来细菌感染和过敏，最好的办法就是坚持母乳喂养。

轻轻摇晃

剖宫产宝宝的平衡能力和适应能力可能比自然分娩宝宝稍差，所以宝宝出生后，新妈妈和新爸爸应该多抱着宝宝轻轻摇晃，让宝宝的平衡能力得到初步的锻炼。摇晃时要注意，不要太用力，否则容易损伤宝宝大脑。

多做运动

多让宝宝做运动，可增强免疫力。刚出生时，爸爸妈妈应多帮宝宝翻身，利用宝宝固有的反射训练宝宝抓握、迈步。稍大点可以训练宝宝爬行。

坚持晒太阳

宝宝满月后可对宝宝进行空气浴和日光浴。选择晴朗的天气，让宝宝呼吸室外的新鲜空气，接受日光的刺激，可增强触觉感受，促进新陈代谢。

抚触按摩

皮肤是人体接受外界刺激的最大感觉器官，是神经系统的外在感受器。多给宝宝做抚触按摩，可以刺激神经系统发育，促进宝宝生长及智能发育。

做抚触按摩，爸爸妈妈要用爱、用情、用心抚触宝宝的每一寸肌肤。要做到手法温柔、流畅，让宝宝感觉舒适、愉快。抚触顺序：前额→下颌→头部→胸部→腹部→双上肢→双下肢→背部→臀部。

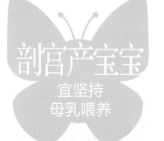

剖宫产宝宝
宜坚持
母乳喂养

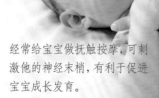

经常给宝宝做抚触按摩，可刺激他的神经末梢，有利于促进宝宝成长发育。

巨大儿
护理

产下巨大儿，新妈妈不要太过担心，做好宝宝的护理工作一样可以使宝宝健康成长。

产下巨大儿需警惕

胎儿体重超过 4000 克，临床上称为巨大儿，其中有些为健康婴儿，但亦有不少属病理性。因此，妈妈不要盲目高兴，也不要太过担心。

巨大儿容易发生低血糖、低血钙或者高胆红素血症，约 10% 还伴有先天畸形等疾病。因此，巨大儿出生后 1 小时就应开始喂 10% 的葡萄糖，每次 5~10 毫升，每小时 1 次，还应令其尽早吃到母乳。

病理性巨大儿需加强护理

巨大儿除了给妈妈分娩带来麻烦外，其出生后体质往往"外强中干"，身体抗病能力弱，尤其生下巨大儿的新妈妈常提示患有糖尿病。刚出生的巨大儿发育不一定成熟，母亲患有糖尿病的宝宝需加强护理，注意并发症的发生。

合理膳食

如果新妈妈身体健康，那么就要保持心情愉快，及早开奶，并保持乳汁的质和量，以供给巨大儿享用，其他护理方面可以和普通宝宝一样。对于母乳喂养和混合喂养的宝宝，新妈妈一定要合理膳食，不要吃过于油腻、味甜、味重的食物。对人工喂养的宝宝一定要注意控制每顿奶的量，不要过食，做到少食多餐。

双胞胎或多胞胎
护理

双胞胎宝宝大多数没有单胎宝宝长得好，其对环境的适应能力和抗病能力也较差。有时可能出现护理不周的情况，会使双胞胎宝宝易患病，因此对双胞胎的喂养和护理更要加强。

预防低血糖

双胞胎出生后 12 个小时之内，就应喂哺 50% 糖水 25~50 毫升。这是因为双胞胎宝宝体内不像单胎足月儿有那么多的糖原贮备，饥饿时间过长会发生低血糖，影响大脑的发育。

坚持母乳喂养

12 小时内可喂 1~3 次母乳，母乳喂养的双胞胎宝宝需要按需哺乳。体重不足 1500 克的双胞胎宝宝，每 2 小时喂奶 1 次；体重在 1500~2000 克的宝宝，夜间可减少 2 次；体重 2000 克以上的宝宝，每 3 小时喂 1 次。

补充营养元素

从双胞胎宝宝出生的第 2 周起可以补充钙片、鱼肝油等，从第 5 周起应增添含铁丰富的食物。但一次喂入量不宜多，以免引起消化不良。

图书在版编目 (CIP) 数据

新生儿护理＋母乳喂养全知道 / 汉竹编著 . -- 南京：江苏
凤凰科学技术出版社 , 2016.2
（汉竹•亲亲乐读系列）
ISBN 978-7-5537-5666-0

Ⅰ . ①新⋯ Ⅱ . ①汉⋯ Ⅲ . ①新生儿－护理－基本知识②
母乳喂养－基本知识 Ⅳ . ① R174

中国版本图书馆 CIP 数据核字 (2015) 第 262987 号

中国健康生活图书实力品牌

新生儿护理＋母乳喂养全知道

编　　　著	汉　竹	
责 任 编 辑	刘玉锋　　张晓凤	
特 邀 编 辑	魏　娟　曹　静　张　瑜　张　欢	
责 任 校 对	郝慧华	
责 任 监 制	曹叶平　　方　晨	

出 版 发 行	凤凰出版传媒股份有限公司
	江苏凤凰科学技术出版社
出版社地址	南京市湖南路 1 号 A 楼，邮编：210009
出版社网址	http://www.pspress.cn
经　　　销	凤凰出版传媒股份有限公司
印　　　刷	南京精艺印刷有限公司

开　　　本	715mm×868mm　　1/12
印　　　张	14
字　　　数	130 千字
版　　　次	2016 年 2 月第 1 版
印　　　次	2016 年 2 月第 1 次印刷

标 准 书 号	ISBN 978-7-5537-5666-0
定　　　价	39.80 元

图书如有印装质量问题，可向我社出版科调换。